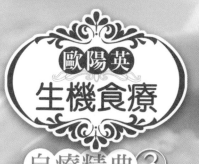

歐陽英
生機食療

自療精典③

慢性文明病系列

【 歐陽英、徐凡◎著 】

Organic Diet
for Preventing and Curing Diseases III

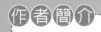

【生機食療大師】歐陽英

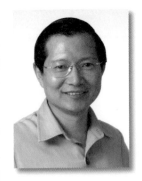

　　推廣生機食療的知名專家，擁有二十多年食療輔導經驗，在桃園開設生機飲食研究中心，提供生機食療諮詢服務。曾陸續開辦「生機飲食烹飪班」、「疾病療養食譜輔導班」、「天然果菜汁斷食營」等生機食療推廣與教學活動，參加學員遍布全台；也經常接受各機關與媒體之邀，講授、推廣生機飲食與斷食療法，近年來更多次參與星馬大型演講會，其著作也陸續在大陸發行簡體版，引發華人世界熱烈迴響，進一步實踐了以生機食療幫助大眾打造健康人生的濟世理想。

　　著有《生機飲食對症調養》、《生機飲食樣樣通》、《歐陽英生機食療排毒大全》、《歐陽英生機食療自療精典——常見病、小毛病、慢性文明病系列》、《歐陽英教你不生病過一生》、《經絡按摩VS.生機飲食》等眾多生機食療暢銷書。

歐陽英生機網　http://www.oyoung.com.tw

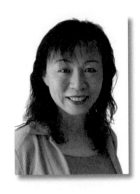

【廣播節目主持人】徐凡

　　資深廣播節目主持人，所主持之兒童節目曾榮獲新聞局優良兒童節目獎，並入圍2004年廣播金鐘獎兒童節目及主持人獎項；曾出版「音樂魔法世界系列」有聲書（音樂向上出版）。

　　有感於現代人對健康養生資訊的熱切需求，徐凡經常在所主持的廣播節目中介紹各種保健新知與自療方法，尤其對近年風行的生機食療深感興趣而積極鑽研。此次與生機食療大師歐陽英共同企劃，推出《歐陽英生機食療自療精典》系列，即是希望以更多元、更活潑、更即時的方式，幫助更多讀者與聽眾，便利而快速地吸收正確有效的生機食療知識，隨時隨地守護身心健康。

【自序】

生命會自尋出路

歐陽英

　　現代人常因飲食不當或生活作息混亂，導致抵抗力下降，因而衍生各種免疫系統方面的疾病，而這就是所謂的慢性文明病。

　　慢性文明病幾乎都要長期靠藥物來控制，在人們的印象中，這些病是必須一輩子吃藥的。倘若在服藥的過程中，不知改正錯誤的飲食與生活作息，那是絕對無法達成有效治療的。若能一面求醫，一面積極調整三餐飲食，多喝對症的飲料或果菜汁，並早睡早起，持之以恆做晨間運動，不出半年，體質一定能大大改善，復診時，醫生一定會恭喜您，叫您減藥，甚至停藥。

　　本書的所有章節，都在幫助病友提升自癒能力，希望透過飲食的宜忌原則、對症驗方，並搭配各種物理療法，讓病友能夠按照以下五個自療要訣，激發身體潛能，重現與生俱有的自癒力，

進而脫離病痛，尋回健康！

一、確保身體裡外皆乾淨

　　不僅要拒絕污染的食物、水、空氣進入體內，更要加速新陳代謝，利尿、通便、排汗一定要比以前順暢，讓體內廢物毒素完全排除。

二、要儘快將酸性體質改善為弱鹼性

　　酸性體質容易生病，自癒力不易上升，唯有飲食偏向素食、素多葷少或是全素，並且要少油、少鹽、少糖，讓病態的酸性體質，轉變為健康的弱鹼性體質。

三、營養必須均衡完整

　　要設計五大營養素（維生素、礦物質、脂肪、澱粉、蛋白質）完全俱備的三餐飲食，不可偏食，要確保營養均衡。

四、睡眠必須要良好

　　睡眠不良，諸如多夢、淺眠、失眠等是最傷身的，所以一定要用最自然的方法，讓睡眠品質更好。若能自然睡自然醒，每天都可以熟睡，病痛就能痊癒得更快！

五、血液含氧量一定要提升

　　若以生命的四要素（陽光、空氣、水與食物）作比較，就知道空氣最為重要，陽光、水與食物暫時離開幾天，都不會有生命危險，但任何人卻無法失去空氣超過5分鐘，其中又以氧氣為關鍵所在，徒有空氣沒有氧氣，就會變成植物人。所以早睡早起，天天做晨間運動，到綠樹下深呼吸，就是最重要的養生要訣了。

　　本書針對每一種慢性文明病，諸如高血壓、糖尿病、肝病、甲狀腺亢進、攝護腺肥大，甚至於帶狀疱疹、紅斑性狼瘡、類風濕關節炎與癌症，都提供了詳盡的自療指導，幫助你在求醫治療的過程中，能夠同時兼顧到生活與飲食上的改善。

　　只要能夠確實按照本書的方法實行（這些方法都是筆者二十七年來臨床照顧病人的實務經驗），便可一掃陰霾，靜觀其變。生命有無限的神奇，生命會自尋出路！所有的痠、痛、腫、癢都將一一消失。那不是奇蹟，那是水到渠成、自然發生的，誰都能做到！

【自序】

食療，真神奇！

徐凡

　　現代人的飲食多半過於精緻化，所攝取的食物也大多偏向高脂肪、高蛋白和低纖維，如此不均衡的飲食習慣，導致了許多現代慢性病的產生。健康的飲食應該要多攝取高纖維、高複合澱粉、高植物化合物、低脂肪、低蛋白等類型的食物，才能真正從根本做起，避免慢性病找上門。

　　預防勝於治療，在《自療精典3──慢性文明病系列》中，將介紹如何透過飲食習慣的調整，來強化免疫系統功能，以改善並避免這些因「生活習慣」所養成的疾病。以我自己為例，從開始吃素（蛋奶素）到現在，已經一年多了，現在親友見到我，都說我氣色比以前紅潤許多；不僅氣色變好，這段日子以來，我更在不節食的情況下，完成了健康減肥的心願。

　　當然除了正確的飲食習慣，運動、水、陽光、空氣，以及適度的休息等，都是養成健康身心不可或缺的要項。此外，書中也特別針對時下常見的慢性病，如癌症、攝護腺病變等，提供詳實的食療建議與病源探討，希望透過書中的介紹引導，讓大家都能免去慢性病的侵擾，做個真正健康快樂的自由人。

　　本書所介紹的案例，都是引用真實故事來做說明分析；如家父在前年因腹痛住院，醫生診斷後告之「腸道阻塞，若無排便，就必須開刀」，當時與家人商量後，決定以歐陽老師的食療方式，來改善父親的病症。於是隨即進行斷食、灌腸和復食等自然療法，短短七天的時間，就排除了父親的病症，讓他老人家少挨了一刀。這個驚人的成效，讓原本不相信食療的父親都不得不折服，甚至還說：「沒想到食療能讓我免開一刀，真是神奇！下次辦斷食營時，我還要來參加。」

　　科學家已經發現，最新的革命性「特效藥」能摧毀膽固醇、消弭高血壓、對抗癌症，甚至還能抑制老化。這種「特效藥」具有一般藥物所無法取代的療效。而這神奇的「特效藥」，不是別

的，正是大家每天所攝取的「食物」。考古學上也有發現，古蘇美、巴比倫人特別重視某些食物、藥草和香料；古埃及人用無花果、葡萄，甚至啤酒來治療氣喘，並食用大蒜來治療傳染病。西元兩百年前，在亞洲民間療法中，開業醫師就已經使用芹菜來醫治高血壓；而在美加地區所施行的「自然醫學」也是以均衡、正確的飲食來改善病症；所以只要平時多用心在作息、運動和食物攝取上，就能遠離疾病。

感謝這幾年，歐陽老師持續的在節目中提供指導，讓我們更加瞭解健康飲食的重要。更感謝時報出版將節目精華製作成書籍發行，讓生機食療的好處能透過本書與讀者分享，為大家開啟嶄新的健康人生。

目錄 Contents

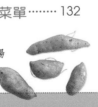

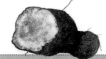

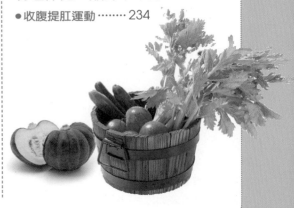

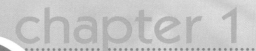

癌症

　　癌症又稱為「惡性腫瘤」，是這二十年來造成國人死亡的主要原因之一；甚至，在這幾十年的國人十大死亡原因排行榜上，癌症已攀升至所有死亡主因的第一名。

　　所謂的「癌」，簡單地說，就是體內有些不正常細胞生長速度過快所造成。我們常很訝異身邊的親友，看起來好端端的一個人，突然被診斷出已是癌症中期或末期，甚至沒幾個月就撒手人世。癌之所以能快速吞噬生命，是因為每個人的體內都存有癌細胞；但是只有在健康失衡的時候，它才會無可抑制地增生；當癌細胞入侵器官、影響代謝時，就會形成所謂的癌症，嚴重地危害到人體。

【引發癌症的原因】

目前，我們已有許多抗癌成功的實例。而且，可以確定的是在癌症初期，體內的自癒力尚強，如能趁早藉由生機飲食來做調理，痊癒的機率可以說是相當的高。我也從過去許多輔導經驗中，親眼看到許多癌症患者經過生機飲食調理之後，症狀逐日獲致改善，甚至痊癒。

全球各個國家罹患癌症的比例越來越高，每年死於癌症的人也越來越多。到底是什麼樣的原因會引發癌症呢？追溯癌症患者的病史，發現他們的生活都具有以下幾項特點：睡眠不良、飲食不當，還有，情緒壓力太大。

以傳統中醫的觀點來看，罹患癌症的原因有兩種：內因與外因。所謂的內因，也就是七情刺激、五臟六腑的蓄毒；外因則是因為邪氣、邪毒入侵所致。也就是說，情緒壓力、睡眠不良與吃入不佳成分的飲食是形成致癌的內因，而空氣污染或輻射等環境問題則是致癌的外因。

抗癌的飲食原則

據研究顯示，大腸癌、直腸癌、乳癌、肺癌、攝護腺癌、胰臟癌都與飲食有直接關係；如脂肪、尼古丁或黃麴毒素都有可能直接引發乳癌、肺炎或肝癌。所以，如果我們能夠從正確的飲食著手，那麼抗癌工作就可說已先成功一半了！

●少油少鹽嚴禁糖

對抗癌症的第一條飲食原則就是：少油少鹽嚴禁糖。

＊油炸

高脂食品不僅有害心血管的健康，且有致癌的疑慮，尤其是油炸食物。據瑞典科學家這幾年的研究報告指出，澱粉類食物經高溫油炸之後會產生致癌的「丙烯醯胺」，而且常吃油煎油炸的食物，血液就會變得黏稠，含氧量跟著降低。所以，想要讓血變得清澈，進而提高體內的含氧量，飲食就必須清淡。

飲食清淡的方式很簡單！平常只要多喝水，飲食少油少鹽，早起多做深呼吸，久而久之，血液就會變清，含氧量就能提升。更棒的是，一旦體內組織的含氧充沛，腫瘤就能受到控

制。如此癌症就能很快痊癒，一般人也能因此與癌絕緣。

＊甜食

　　當我們吃了太甜的東西，血糖很快就會升高。只要血糖一上升，腫瘤生長的速度就會加快，間接助長癌細胞的蔓延。所以，穩定血糖對於控制腫瘤是很重要的一環！罹患癌症的朋友，日常飲食一定要嚴禁甜食，不但要禁吃任何加糖的食物，最好也能儘量避開甜份高的水果，勿讓血糖升高。

癌症患者吃水果的要訣

烹調小秘訣

　　癌症患者平時除了要禁吃各種糖果、糕餅等甜點外，太甜的水果也應列為拒絕往來戶。但是，水果含有豐富的礦物質與維生素，若因為它帶有的天然甜度而捨棄不吃，豈不是「因噎廢食」？

　　所以，較甜的水果只要少量食用即可，切忌大量進食。比如說甜瓜或哈密瓜，只吃一小塊影響並不大；但若一下子吃很多，血糖可能就馬上升高。或者，吃兩、三粒葡萄並無大礙，但若吃上一整串，血糖就會很快上升。

●適合癌症病人吃的甜食：南瓜

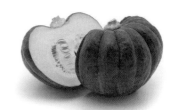

癌症患者最好嚴禁甜食。但是，如果
你實在是很想吃些甜食的話，那就不妨吃
蒸南瓜吧！只要將南瓜以電鍋蒸煮至熟爛即可。

南瓜可以促進胰島素分泌，連糖尿病的人都可適量食用。
當胰島素促進分泌後，原本會升高的血糖就能獲得抑制。所
以，南瓜很適合癌症的朋友。

但是，吃南瓜也要小心謹慎：體質必須對南瓜不會產生過
敏才行。南瓜在台語被稱為「金瓜」，常聽到老一輩的人說：
「金瓜較『毒』」（台語）。其實指的是有些人吃了南瓜之後
會產生過敏現象，並非南瓜真的帶有毒性。所以如果你不會對
南瓜產生過敏的話，它將是不錯的甜點選擇。

●不吃醃漬及加工食品

＊醃漬食品

醃漬的食品若製作不當，很容易產生致癌物質。喜愛吃醃
漬食品的日本民族，因胃癌而死亡的比率是全球之冠。

＊加工食品

還有，癌症患者儘量不要吃加工過的食品。像是罐頭、香腸、泡麵、甜不辣或貢丸之類的加工食品，裡面除了含有防腐劑之外，可能還添加了味精、色素、硼砂等等不良成分。

當我們每日吃進這些加工食品，就等於日復一日的在我們體內囤積各種不良的有害添加物，久而久之便形成中醫所說的「蓄毒」。引發癌症的內因，正是這些「蓄毒」所致。因此不論是癌症患者，或一般人都應盡量避免食用加工食品。

＊帶有黃麴毒素的食品

另外，在購買或保存五穀雜糧時也要留意，潮濕高溫的環境可是形成黃麴毒素（aflatoxins）的溫床。

黃麴毒素是黴菌生長過程中所產生的有毒廢物。不僅發霉的五穀雜糧可能帶有這種天然毒素，就連過期的牛奶也可能含有。不過，黃麴毒素最常見於發霉的玉米、花生、堅果類（腰果、松子）與豆類。

無論人或動物，只要吃進黃麴毒素，肝臟就會發生病變。不但會影響肝功能，形成肝炎，更會直接誘發肝癌。所以只要發

現食物一出現黴斑，無論是麵包、整袋的花生或玉米，就應全數丟掉；千萬不要因為節儉而捨不得丟棄食物，或認為只要去掉發霉的部分就安全了。殊不知，肉眼看不見的地方早已遭到菌絲與黃麴毒素的污染。由於黃麴毒素非常耐高熱，即使高溫烹煮，毒性依然存在。所以大家千萬要當心！

●儘量吃全素

在罹患腫瘤的這段期間，要儘量吃全素，至少吃四到六個月。大多數的人不了解，抗癌跟吃素有什麼關係？這是因為，生病的體質通常呈現不健康的酸性，免疫力也跟著低落。如果想治好惡性腫瘤，我們一定要靠免疫系統。

當我們抵抗力最強的時候，就是在體質偏向健康的弱鹼性時。如果，體質偏向酸性，該如何變成偏向鹼性呢？吃素，就是個捷徑。

＊多吃鹼性蔬果

蔬菜水果與芽菜，都是很優良的鹼性食物。只要平常多多攝取，體質就能從酸性轉變成鹼性。

抗癌的生機飲食調理

對於已經罹患癌症的朋友，更應該好好把握生機飲食的原則來對抗癌症。有些簡單的飲料，像排毒水、抗癌蔬菜湯、牧草高湯、小金英紅棗湯，對於遏止惡性腫瘤均相當有效，以下介紹詳細的作法。

●五種特效的對症飲料

將排毒水、抗癌蔬菜湯、牧草高湯、小金英紅棗湯或半枝蓮白花蛇舌草茶，當作早上起床的第一杯水，每天起床之後飲用，白天則當成主要的解渴飲料。如能這樣長期持續地飲用，有助於抑制腫瘤。

其中，小金英紅棗湯是針對婦科腫瘤（尤其是乳癌、子宮癌等）的特效湯飲；其他四種飲料則對於各種的癌症都有很好的食療功效。因為這些飲料具有藥性，最好不要天天喝同一種，要輪流交替喝，不管哪一種癌症：肺癌、肝癌、胃癌、子宮頸癌、淋巴癌等等，都能產生很好的抗癌功效。

＊排毒水

排毒水要當做早上起床後的第一杯對症飲料來喝。經常飲

用排毒水，有助於控制腫瘤。調配排毒水的方法也很簡單。

排毒水

材料：檸檬1個、糖蜜15cc、麥苗粉10g。

作法：將檸檬擠汁，加入糖蜜、麥苗粉後，再加入冷開水
300~500cc調勻即可飲用。

※麥苗粉：無論是小麥草或大麥草製成的麥苗粉都行。

＊抗癌蔬菜湯（五行蔬菜湯）

抗癌蔬菜湯（五行蔬菜湯），目前在生機飲食店也有廠商
推出現成的袋裝粉末，用熱水沖泡即可飲用。當然，即溶包的
味道與新鮮材料熬煮出來的湯汁味道多少有差別，效力也有強
弱之分。

上班族或忙碌的人若沒時間為自己熬煮五行蔬菜湯，方便
包的效果其實也很不錯。但是，我仍較鼓勵大家用新鮮的有機
蔬菜在家自行熬煮。

＊牧草高湯

牧草，又稱為狼尾草，含有豐富的礦物質、醣類、粗蛋

五行蔬菜湯

材料：胡蘿蔔1/2條、白蘿蔔1/4條、白蘿蔔葉酌量(全株的
葉使用1/2即可，若只是白蘿蔔蒂頭上的短莖，則需
2個才夠)、牛蒡1/2條、香菇2朵（要經陽光曝曬2天
以上）

作法：所有材料洗淨後，連皮切碎，加水3~4倍。滾後小火
再煮60分鐘，濾渣即可飲用，所剩的菜料可留待日
後當作佐菜。

＊白蘿蔔葉子：整株的
完整葉子用到1/4株
或1/2株就足夠了。
如果是菜市場賣的白
蘿蔔，葉子已削去上
半截只剩下葉莖的
話，就要用到兩株，
約200g。

＊以碗公來做計量單
位。1碗公的菜，要
加3到4碗公的水。

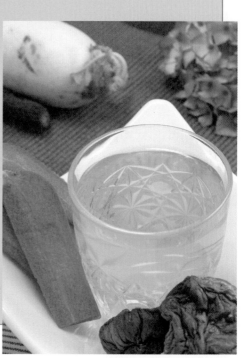

白、維生素C、粗脂肪、纖維素與葉綠素，營養價值頗高，以前農家都用來餵養家畜。現在，台灣也研發出適合人吃的牧草品種：「台畜二號」的莖葉可榨汁或製成牧草粉，甚至還能烹調出各種菜餚。

※飲用葉子表面有細毛的牧草所熬煮的湯汁或榨出的原汁，很容易因細毛的刺激而引發不斷咳嗽。再加上牧草生命力極強，唯恐採摘到被污染的牧草，所以，建議大家到生機飲食店購買或訂購有機牧草，就可買到安全又適合的品種。

牧草高湯

材料：牧草（新鮮的根、莖、葉）300g、紅棗15粒。

作法：

1. 牧草洗淨切碎，紅棗洗淨切開去籽。

2. 紅棗切開去籽，加入牧草，水3000cc。大火滾過，小火續煮45分鐘，濾渣當茶飲。

＊小金英紅棗湯

　　小金英別名鵝仔菜。味苦性寒，能夠消炎、解熱、鎮痛，它在防治乳癌方面也非常有效。可以到青草店購買小金英，將它與紅棗一起熬煮，常飲用能改善乳癌。

小金英紅棗湯

材料：小金英（乾品）75g、紅棗15粒。

作法：

1. 紅棗洗淨切開去籽，小金英洗淨，切碎。
2. 加水3000cc合煮，滾後轉小火續煮20分鐘，濾渣即可。

半枝蓮百花蛇舌草茶

材料：半枝蓮1兩、白花蛇舌草1兩、鐵樹1葉、生薑5片。

作法：

1. 所有材料洗淨後加水15碗（約3750cc），煎煮2小時，濾渣當茶飲。
2. 可再煎煮第二次，藥渣加水10碗，約2500cc，滾後小火再煮2小時，濾渣可繼續飲用。

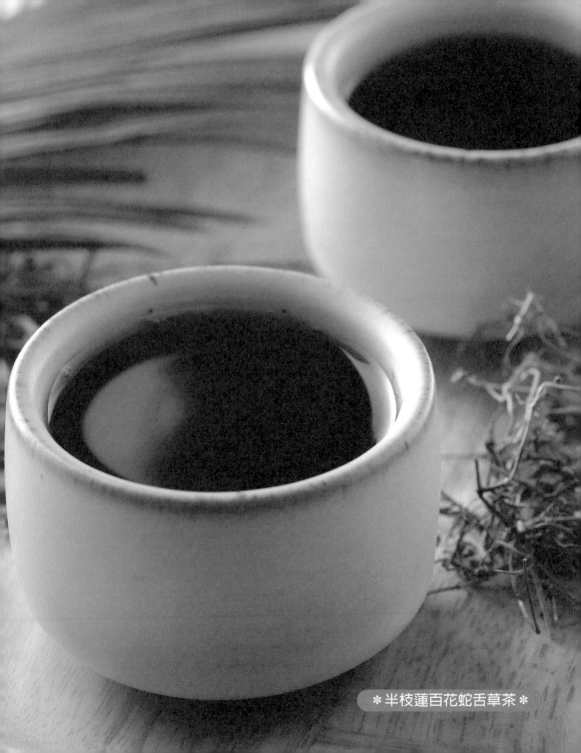

＊半枝蓮百花蛇舌草茶＊

烹調
小秘訣

抗癌飲料每天份量要喝足

以上五種對症飲料不但每天早上要喝，其他時段也要當做日常的解渴飲料。但是，喝這些具有療效的飲料，份量太少無法發揮效用，喝太多對身體也不好。

還有，每天喝同一種飲料也會造成身體的負擔，並使藥效衰退，所以飲用這些改善癌症的飲料時，要注意兩個重點：

1. 變化：不要每天連續喝同樣的對症飲料，最好2~3種飲料輪流交替喝。

2. 份量：每天飲用2500cc到3000cc。

●三餐的抗癌主食

以上講的是日常解渴飲料，接下來要談的是主食，也就是三餐。

＊早餐：精力湯

無論有沒有癌症，早上最好都能喝1杯精力湯（約300cc）。以各種鹼性的芽菜，加上幾樣有機蔬菜、水果與各種營養補給品所製作出來的精力湯，不但富含天然酵素、礦物質

與纖維質，並且偏向強鹼性。對於罹患惡性腫瘤的朋友來說，
早餐的精力湯是改善酸性體質的最佳食物！

精力湯

材料：

苜蓿芽150g、有機蔬菜二種（約300g）、海帶芽（乾
品）1g、腰果5粒、奇異果1個、蘋果1個、番茄1個、三寶
粉（大豆卵磷脂、小麥胚芽、啤酒酵母）各5g。

作法：

1. 奇異果、蘋果洗淨去皮切丁；番茄洗淨去蒂切塊。

2. 海帶芽與腰果用沸水浸泡10
分鐘、瀝乾。

3. 苜蓿芽洗淨，有機蔬菜洗
淨、切碎。

4. 所有材料放入果汁機中，加
200cc冷開水、三寶粉，充
分攪拌均勻，便可趁鮮進
食。

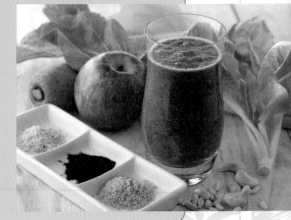

因為精力湯大量使用生鮮的有機蔬菜與芽菜，屬性較寒涼。對於體質較寒的朋友（經常手腳冰冷、腹瀉的人），不妨以薑湯代替溫開水來打精力湯。加入屬性溫熱的薑湯所做出來的精力湯，就不會那麼寒涼了。

薑湯

材料：3片薑，水600cc。

作法：

1. 薑加上水先以大火煮滾，再以小火煮20分鐘。
2. 濾掉薑片。等到薑湯涼了之後再拿來打精力湯。

＊黃豆糙米飯

第二個要推薦的主食就是黃豆糙米飯。

前面我們建議罹患癌症的朋友，最好吃四個月到半年的素食。很多人一看到這樣的食譜就會擔心：「吃素無法攝取到足夠的蛋白質！」事實上，蛋白質不僅存於肉類與奶類，也普遍存在各種植物裡。台北醫學院前院長董大成教授本身是素食者也是腫瘤患者，曾經對植物性蛋白質進行很深入地研究。他發現，素食只要花點巧思做搭配，就能補充到豐富的完全蛋白

質。尤其是黃豆糙米飯，更是素食者蛋白質補充的絕佳來源。

我們以四份糙米搭配一份黃豆來煮成米飯，這樣子，就能攝取到完全蛋白質。就算不吃素，也建議經常這樣吃。午餐或晚餐若常吃黃豆糙米飯，對蛋白質的攝取幫助很大。

＊五穀雜糧飯

除了黃豆糙米飯之外，富含纖維與多種礦物質的五穀雜糧飯也是優選的主食。

五穀米裡面可加上黑芝麻、切碎的栗子2~3粒，切成丁的地瓜等。如此烹煮出來的五穀米飯，不但味道可口，營養更是加倍，是各種腫瘤患者的理想主食。

五穀奶

材料：五穀米80g、腰果（生鮮）5粒。

作法：

1. 五穀米與腰果洗淨後，加入1500cc的沸水，
   浸泡30分鐘使之軟化。

2. 將泡過的五穀米、腰果與水用果汁機打成米漿，再用電鍋蒸熟（約蒸煮15分鐘）。

有時候，腫瘤會導致我們食慾不振，吃什麼都沒有胃口，甚至，努力吞下之後還會嘔吐出來。這時，我們不妨把五穀米飯變化成液體的五穀奶，不但容易進食，而且營養與風味也不差。五穀奶可當作食慾不振時的主食，不但可以解渴，而且營養十分豐富。

● **四種抗癌的對症果菜汁**

對抗癌症，要先做好飲食控制。除了以上的主食外，平常也要以果菜汁來加強營養。生食是相當重要的關鍵。生食含有熟食所缺乏的天然酵素，能活化內臟機能，增強抵抗力，進而有效地抑制癌症的成長。以下推薦四種可以抗癌的蔬果汁。

五汁飲

材料：蘋果100g、大黃瓜150g、苦瓜80g、青椒50g、西洋芹菜100g。

作法：

1. 蘋果、大黃瓜去皮切塊，苦瓜、青椒、西洋芹洗淨切塊。
2. 所有的材料用分離式榨汁機榨出原汁，現榨現喝。

＊五汁飲

　　五汁飲含有五種蔬果的營養成分，屬性偏涼性。這道綠色的蔬果汁當初引進台灣時，是以抗癌為主要功效。後來發現對於減肥也十分有效，所以現在大街小巷的果汁攤也可以買到現榨的五汁飲了。

　　自製五汁飲，最好選購有機蔬果來製作。因為，許多蔬果的營養成分都存在皮下之處，有機蔬果因無農藥殘留的問題，所以可連皮一起榨汁。若不是買有機的蔬果，最好削去表皮再榨汁。

　　必須現榨現喝，以免氧化流失營養。

＊淨血蔬果汁

　　淨血蔬果汁富含的 β 胡蘿蔔素有助於改善血液狀態，能讓血液不再濃稠並增強攜氧能力。

　　因此，淨血蔬果汁對於抑制癌細胞成長有相當大的助益。醫學已證實，癌細胞有厭氧性，只要血液含氧量一增加，癌細胞就會被控制住。

Organic Diet
自療精典 3 for Preventing and Curing Diseases III

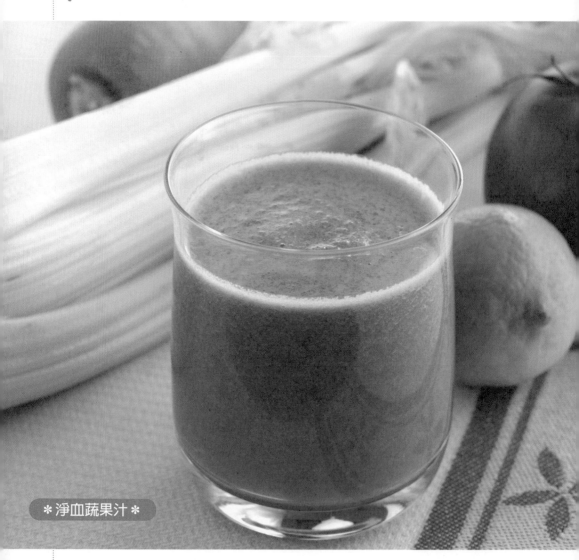

＊淨血蔬果汁＊

淨血蔬果汁

材料：胡蘿蔔1條（約250g）、西洋芹2片（約130g）、大番茄1個、檸檬1個。

作法：

1. 所有材料洗淨，胡蘿蔔去皮切塊，大番茄去蒂切塊，西洋芹切段，檸檬去皮、對切。

2. 將胡蘿蔔、檸檬、芹菜與番茄，用分離式榨汁機榨出原汁，再把所有汁液混合拌勻，即可趁鮮飲用。

＊蘆筍泥

　　蘆筍也帶有抗癌的成分。但是，因為蘆筍的嘌呤過高，最好先汆燙30秒以去除嘌呤，再進行料理，蘆筍泥具有顯著的抗癌功效，食慾不振的癌症患者，有時可吃蘆筍泥當作營養的補充。

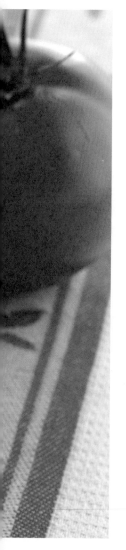

蘆筍泥

材料：<u>蘆筍</u>5條。

作法：

1. 蘆筍放到滾水裡川燙30秒以去除嘌呤。
2. 切碎蘆筍再倒入果汁機，加上冷開水（水面淹過材料即可）。
3. 用果汁機打成泥，便是蘆筍泥。

＊三寶胡蘿蔔汁

　　胡蘿蔔裡含有豐富的 β 胡蘿蔔素，可以防止自由基對細胞的破壞，有助於抑制腫瘤的成長。

三寶胡蘿蔔汁

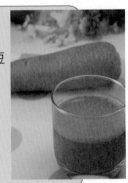

材料：有機胡蘿蔔1條（約300g）、三寶粉（大豆卵磷脂、啤酒酵母、小麥胚芽）各5g。

作法：

1. 胡蘿蔔洗淨，連皮以分離式榨汁機榨出原汁。
2. 將三寶粉加入胡蘿蔔生汁，調勻後立即飲用。

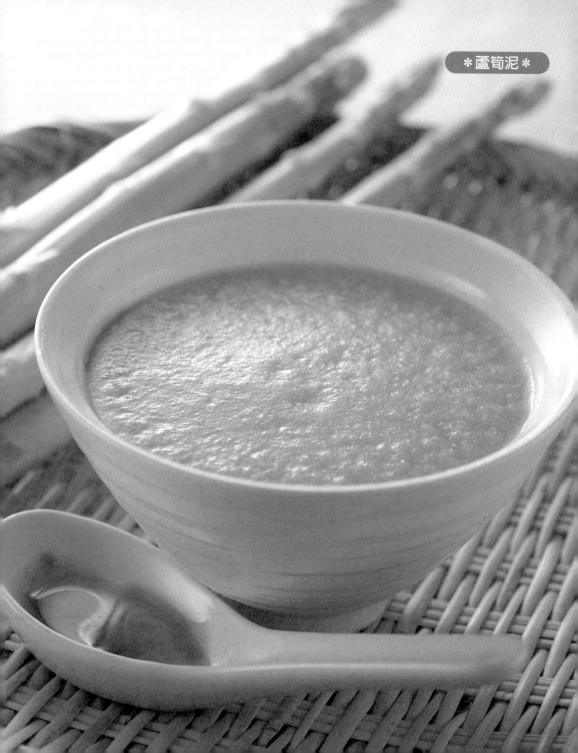

蘆筍泥

●五種抗癌綠汁

　　「綠汁」是很重要的抗癌飲料。所謂「綠汁」，就是採用生鮮的青草所榨出的原汁，因為汁液帶有大量的葉綠素，呈現漂亮的綠色，所以被統稱為綠汁。大家熟悉的綠汁有：小麥草汁、牧草汁、小金英汁、明日葉汁跟左手香汁，這些綠汁都具有很強的抗癌功效。

*小麥草汁

　　第一個要介紹的就是小麥草汁。小麥草也就是小麥種籽發芽長成後的苗栽，被發現具有很強的防癌功效。現在有很多人栽植，許多生機飲食店都有販賣，就連超級市場也能買到盒裝的新鮮小麥草。

　　若要自製小麥草汁，家裡必須自備榨汁機，手搖的榨汁機一台約新台幣兩千元。新鮮小麥洗淨之後，榨成原汁，一次喝30~50cc，可配合食用 1 粒柳橙或奇異果，才不易反胃。常飲用小麥草汁，對於消除腫瘤幫助很大。

喝小麥草汁的訣竅

　　小麥草汁其實並不好喝，很多人喝了小麥草汁後會覺得反胃，甚至會嘔吐。不要擔心，這種情況是正常的！大部分的人都有同樣的反應。

　　可在喝完小麥草汁後，喝杯現榨的柳橙汁（150cc），便可改善反胃。亦可以直接在小麥草原汁裡加入柳橙汁（150cc）或檸檬汁（10cc），小麥草原汁一次的用量最好不要超過50cc。

＊牧草汁

　　接下來要推薦的就是牧草汁。喝牧草汁抗癌是李秋涼女士的寶貴經驗。她說，牧草汁對她的抗癌幫助很大，很多人也確實因為喝牧草原汁而改善了癌症的病況。

　　現榨的牧草汁如同小麥草汁，對於消除腫瘤相當有效。兩者比較，小麥草汁的屬性較寒涼且易反胃；牧草汁的屬性較溫，喝下去較不會有反胃感。如果你不喜歡小麥草汁的話，不

 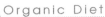

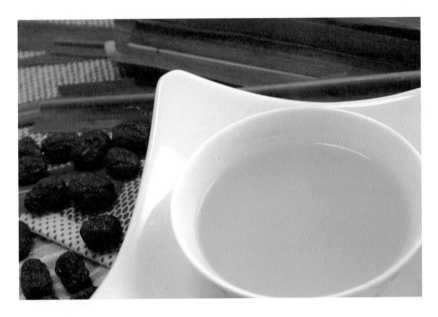

妨改喝牧草汁！

　　牧草汁每次喝100cc即可，份量不可過多，一天喝三次。如果病症並不嚴重，一天喝兩次就足夠了。要挑空腹的時間喝，營養成分比較能被人體吸收。所謂「空腹的時間」，以正常的作息來說，也就是早上十點到十一點半之間，下午四、五點鐘或晚上八、九點鐘。

＊小金英汁

　　第三個推薦的綠汁是小金英汁。小金英也是抗癌飲料，對

於乳癌的改善頗有助益。

可以到青草店買新鮮的小金英。每次以小金英的生葉20~30g，加入甜度較低的水果來增進口感，像是芭樂（番石榴）或奇異果都是不錯的選擇，水果每次用200~300g。

小金英果汁

材料：小金英（生葉）20g、蘋果(大粒)1個。

作法：

1. 小金英洗淨、蘋果去皮去核切丁。
2. 二者加冷開水150cc以果汁機充分拌勻，即可飲用。

小金英汁略帶苦味，但是對於治療乳癌有很大的助益！至於健康的女性，若想預防乳癌，也應該偶而食用小金英。這樣子，乳癌就不會找上門了。

＊明日葉汁

第四種能夠抗癌的草藥就是明日葉。

退火消炎的明日葉，能夠消除體內各種發炎，對於抑制腫瘤也頗具功效。可到生機飲食店購買明日葉。明日葉洗淨之後

榨出原汁，每次飲用100cc。飲用明日葉汁的方式跟牧草汁相同，視病情輕重來決定飲用次數，一天可喝2~3次。

＊左手香汁

癌症就是惡性腫瘤，而所謂的腫瘤多數有發炎現象。體內若有發炎，就應該儘快降火消炎。降火消炎最有效的藥草就是左手香。

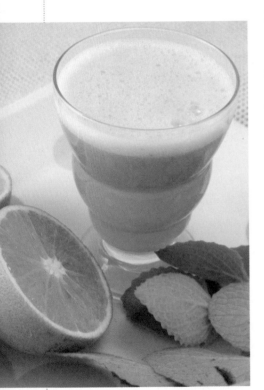

在青草店可買到新鮮的左手香。若體內有慢性發炎或確定自己罹患癌症，建議將青草店買來的左手香，選幾株較粗壯的莖，以插枝法插進花盆的土壤中種植。左手香的生命力很強，只要早晚澆水就可生長。

每次使用四、五片新鮮的左手香葉片，加上現榨的柳橙原汁200cc，用果汁機攪拌均勻立即飲用。左手香柳橙汁一天可喝兩到三次。

以上所介紹的五種綠汁：小麥草汁、牧草汁、小金英汁、明日葉汁與

左手香汁，長期輪流交替飲用，只要持之以恆，對控制腫瘤特別有效。

綠汁必須喝三天停一天

這些綠色的青草汁，是具藥性的特殊飲品，所以不宜天天喝。除了要交替飲用外，更要喝三天停一天，避免對肝、腎產生負擔，也才不會有副作用的產生。

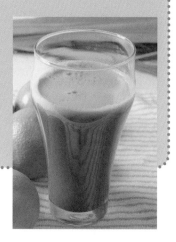

癌症患者的全天食譜

前面分別從飲料、主食、果菜汁與綠汁來做抗癌飲食的分析，這些飲料與食物該如何落實在日常生活中呢？以下是針對癌症患者所建議的全天食譜，請大家視情況參考使用。

全天食譜

時段	生活作息	對症飲料	主　食	果菜汁	綠　汁	備　註
AM6:00	早上起床後第一杯對症飲料	對症飲料任選一種	-	-	-	1. 選兩種對症飲料輪流交替喝 2. 喝300～500cc
AM 6:00~7:00	晨間運動	-	-	-	-	到綠樹底下做深呼吸
AM 7:00~7:30	運動後喝 1. 抗癌綠汁 2. 當季水果	-	-	-	抗癌綠汁任選一種	1. 選兩種對症飲料輪流交替喝 2. 一次喝30～50cc 3. 喝後可配食一粒甜度低的水果
AM 8:00~8:30	早餐	-	1. 生食： 　精力湯300cc 2. 主食： 　薏仁綠豆湯1碗	-	-	1. 精力湯的材料最好經常做變化 2. 要選用有機食材，避免農藥的污染。
AM 10:00~11:00	對症飲料	對症飲料任選一種	-	-	-	1. 選兩種對症飲料輪流交替喝 2. 喝500cc
AM12:00~ PM1:00	午餐	-	1. 生食：五顏六色的生菜沙拉 2. 主食：五穀米飯或黃豆糙米飯 3. 副食：各種素菜	-	-	副食： 1. 大豆製品　2. 蔬菜類 3. 海藻類　　4. 菇菌類
PM3:00	1. 抗癌綠汁 2. 當季水果 （甜度低的）	-	-	-	抗癌綠汁任選一種	1. 選兩種對症飲料輪流交替喝 2. 一次喝30～50cc 3. 喝後可配食一粒甜度低的水果
PM4:30	對症果菜汁	-	-	對症果菜汁任	-	選兩種對症果菜汁輪流交替喝
下午口渴時	對症飲料	對症飲料任選一種	-	-	-	口渴時要多喝對症飲料
PM 5:00 ~6:00	晚餐	-	（與午餐相同）	-	-	副食： 1. 大豆製品　2. 蔬菜類 3. 海藻類　　4. 菇菌類
PM 8:00	1. 抗癌綠汁 2. 對症果菜汁	-	-	對症果菜汁任選一種	對症綠汁任選一種	1. 綠汁與果菜汁均各選兩種輪流交替喝 2. 綠汁一次喝30～50cc 　果菜汁一次喝200～300cc
PM 10:00	睡前對症飲料	對症飲料任選一種	-	-	-	勿喝多(200cc左右為宜)，以免夜尿影響睡眠

註：1. 精力湯的調理，宜採用馬力較強的萬能調理機，打得很細，口感佳，才會天天喜歡喝。
　　2. 對症果菜汁宜採用超強的「養生磨汁機」，將各種食材皮、肉、籽裡的營養研磨出來，營養百分之百，因攝取到更多的植化物，療效加倍。

●全天食譜注意事項

　　全天食譜對於癌症朋友來說是相當實用的，以下為更具體的使用細節說明：

＊晨間運動：提升血液的含氧量

　　起床後的戶外運動對於癌症朋友幫助最大，因癌細胞有厭氧性，它最怕氧氣。運動時一定要掌握呼吸的要訣：「吸吸呼」，鼻子吸兩次，第一次自然吸氣，第二次勉強吸到飽，吸到不能再吸為止，第三次用嘴巴慢慢呼（吐）氣，這種深呼吸的方式，可讓血液的含氧量快速提升。

　　除了講究呼吸的方法外，更要選定空氣清新的時段與地點，時間最好是空氣最清新的清晨五點到七點。場地千萬別挑選馬路旁邊，旁邊最好要有綠樹，如：公園、山上或鄉野綠地，這樣吸進的空氣才乾淨、含氧量才夠。

　　晨間的運動首重呼吸，不用刻意挑選激烈的動作，像是快走、散步、太極拳、元極舞等，都是不錯的選擇。每次運動以30到60分鐘為宜。

＊早餐：以降火利尿解毒的綠豆、薏仁為主

　　薏仁（大粒）三份（約90g），加上綠豆一份（約30g）

也可加地瓜（去皮切丁，約100~150g），三
者一起加水用電鍋煮熟，即可趁熱吃。有
時，薏仁可改成燕麥，綠豆可改成紅豆、
地瓜可改成南瓜。如果吃膩了，也可變化
成什錦菜全麥麵線，或什錦菜五穀粥，最好
不要一成不變。

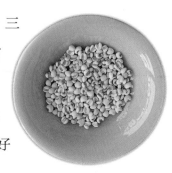

＊午餐與晚餐該如何吃？

　　全天食譜裡面的午餐與晚餐，內容一樣，當然也可在生食
或副食做點變化。只要掌握住大原則，就能料理出營養均衡的
抗癌美味餐點。

●五顏六色的生菜沙拉

　　在吃主食之前，先吃盤五顏六色的生菜沙拉。許多抗癌的
成功見證，其共同的特點，就是經常吃生鮮的有機蔬菜，而且
是五顏六色（如胡蘿蔔、紫色甘藍菜、苜蓿芽、豌豆苗、三色
彩椒、小白菜、番茄等）。

　　生菜含有豐富的維生素C、多種礦物質。最重要的是，生
食有機的蔬菜與水果能攝取到豐富的天然酵素！酵素能改善血
液的黏稠，讓血液轉清並提升攜氧能力，含氧量一高，就能有

效抑制癌細胞了。

● 主食與副食

　　我們華人習慣吃熱的主食。最佳主食是五穀米飯或黃豆糙米飯。每餐吃一碗，不僅熱量足夠，營養更高。

　　至於副食則建議全部採用素菜，素食才能夠將酸性體質改變成健康的弱鹼性體質，唯有嚴格全素半年以上，生癌的體質才會徹底轉變，一勞永逸，腫瘤永不再復發。

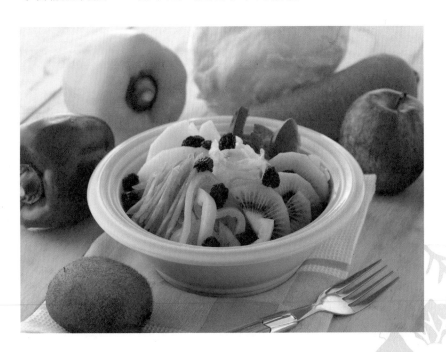

烹調
小秘訣

素食健康百分百的要訣

　　營養的攝取必須均衡完整。選擇素食，是為了吃進鹼性的純淨食物。很多人不懂得吃素，反而造成營養不良。其實，素菜的種類多，只要讓食物多元化，一天吃進20種以上的食物，不要偏食，營養自然就會夠。

　　以下提出一個「全餐」概念。全餐包含以下四類：

1. 大豆製品：豆腐皮、豆腐、豆腐乾、豆漿等（至少選一種，但須特別注意，一定要買有機的大豆製品，才能避免吃到不良的添加物）。

2. 蔬菜類概分成四項：

　●十字花科：如小白菜、青江菜、甘藍菜、芥蘭菜、綠花椰菜、白花椰菜、西洋菜、芥菜等（至少選一種）。

　●胡蘿蔔：胡蘿蔔是β胡蘿蔔含量最高的超級食物，一定要吃，但勿天天吃，有時可改成白蘿蔔、蕪菁等。

　●芹菜：吃了有助於通便，如小芹菜、西洋芹菜，亦可改成香菜（芫荽、香椿、青蔥、洋蔥等，至少選一種）。

●根菜類：如：地瓜、南瓜、大頭菜、馬鈴薯等，吃了增加

　便量，能改善便秘（至少選一種）。

　若不是吃宗教素者，亦可多吃大蒜。大蒜具有很強的抗癌功

效，可切成末，用涼拌方式入菜。

3. 海藻類：海帶、紫菜（至少選一種）。

4. 菇蕈類：香菇、金針菇、黑木耳、白木耳（至少選一種）。

＊夜間的點心

　　晚上八點應該喝綠汁吃水果，但太甜的水果反而會助長癌

細胞增生，所以應選甜度較低的水果，如芭樂（番石榴）、番

茄、奇異果或葡萄柚等。

　　如果，要增強食療功效，這

份水果切盤可以改為果菜汁。從

以上推薦的五種抗癌蔬果汁中選

一種來飲用。如果，癌症的病情

很嚴重，果菜汁也可搭配綠汁，

一天共喝三次綠汁。重度癌症患

者，可在晚上八點時再喝點小麥

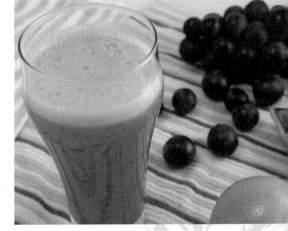

草汁、牧草汁等綠汁。這些綠汁最好輪流交替飲用，喝完再吃點甜度低的水果。

●簡易的抗癌飲食法

以上食譜是針對癌症較嚴重的病人所設計的。如果只是初期的癌症，或腫瘤並不嚴重，那麼，也可簡化上述食譜，將之變成簡單的飲食準則。這種簡化的抗癌飲食，對抗第一期、第二期癌症也有相當的功效。不過，對抗惡性腫瘤一定要有耐心。利用簡易的抗癌飲食方式，必須拉長食療的療程，至少要吃一年以上。

●準則一：週一、三、五全素，二、四、六、日素多葷少。
●準則二：每日要吃到以下食物。

　　早餐：精力湯（加上別的食物）

　　午餐：五穀米飯（加上別的食物）

　　空腹時段：選一種果菜汁來飲用。

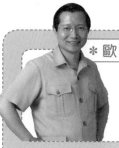

抗癌只要有耐心，
一定會成功！

　　人人都有癌細胞，只要健康一失衡，癌細胞就開始活躍，進而危害生命。

　　「癌」字有三個「口」，正意謂著「病從口入」。若要擊退癌症，正確的飲食絕對是最重要的基本功。平常我們不但要講究正確的飲食以防病抗癌，更要懂得分辨哪些食物可以多吃？哪些不該吃？如此才能與癌絕緣，長保平安。

　　體質除了遺傳之外，更受到生活作息與飲食內容所影響。決定體質的關鍵在於紅血球，紅血球正常，身體就正常，紅血球不正常，健康就會亮起紅燈。紅血球的生命周期是120天，每天都有新的紅血球誕生、舊的紅血球老死。不正常的紅血球會在120天以後死掉，人體會再生一批健康的紅血球來取代。

　　換句話說，食療療程至少要四個月，但有時候一忙起來，或者無法推辭應酬，未能嚴格按照食譜來吃，四個月的療程，就要再延長兩個月，總共半年療程才會更完整。

　　進行抗癌食療的這半年，一定要徹底改變錯誤的飲食習慣。平常大魚大肉的人，必須改吃清淡的素食；習慣吃素的人，請避開那些過度加工的素食製品。除了正確的三餐飲食，還要搭配抗癌的蔬果汁與綠汁。只要飲食內容有180度大轉變，耐心地持續半年，身體便會創造出全新的紅血球，此刻生癌的體質就會徹底消失，重獲健康，再造生命。這不是奇蹟，乃是水到渠成，自然發生的事實。而且是每個人都能做到的養生療程！

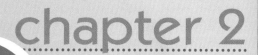

chapter 2

帶狀疱疹

帶狀疱疹（Herpes Zoster），台語俗稱「皮蛇」或「飛蛇」，是由潛伏在人體內的水痘病毒所引起的一種傳染病。

我們都知道，水痘只要發作過一次，這輩子就不會再出疹子了。可是，大部分的人卻不曉得，水痘痊癒之後病毒並不會消失，而是潛伏在人體的神經或腦部，隨時伺機而動。每當我們免疫力一降低，病毒就獲得活化，並沿著感覺神經，長出又紅又痛的水泡，並因水泡呈現「帶狀」分佈，因而得名。

【帶狀疱疹的徵兆與症狀】

造成帶狀疱疹的成因主要有兩個，首先，體內要有水痘病毒，其次則是免疫力衰退，病毒才有機會發作。帶狀疱疹多半發作於中、老年人身上，因為人體的免疫力會隨著年齡增加而逐漸衰退。如果年老體衰的人罹患了帶狀疱疹，連帶引發神經病變的機率將是一般人的1.5倍，並且神經痛的程度也會比較嚴重，同時疼痛的持續也比身強體健的人來得久。所以，年齡在50歲以上的朋友，這方面的警覺性一定要高。

●水痘的復發：帶狀疱疹

從未得過水痘的人，體內就不會有水痘病毒潛伏著，自然也不可能罹患帶狀疱疹。曾發過水痘的人，這輩子都有可能引發帶狀疱疹。

帶狀疱疹跟水痘的病毒都具有傳染力；只不過，前者的威力只有水痘病毒的1/3。所以，那些還未施打防痘疫苗或從未發過水痘的人，因為體內對水痘還沒產生抗體，所以如果與帶狀

疱疹帶原者接觸的話，就會因而感染水痘。雖然帶原者發作的
是帶狀疱疹，但被傳染者出現的徵狀卻是水痘。

　　自己如果曾罹患帶狀疱疹，平常儘量不要去抱小孩子。因
為，很多小孩可能還沒發過水痘，也尚未施打水痘的疫苗；經
過這麼一抱，就很可能感染水痘。除了小孩之外，凡是身體虛
弱又沒有發過水痘的人，也都有可能被帶狀疱疹帶原者傳染水
痘。

特徵1：疼痛

＊前驅症狀：發燒且全身不舒服

　　帶狀疱疹要發作之際，會感到全身不舒服，有的人會打寒
顫，有的則會微微發燒，接著會感到身體某部位有灼熱感。

＊病症浮現：神經痛

　　因為帶狀疱疹病毒是順著感覺神經侵犯人體，當被侵犯的
神經節發炎或壞死的時候，就會產生神經痛，之後才會慢慢長
出紅疹與水痘。所以神經痛是帶狀疱疹最顯著的特徵。

＊最顯著的徵兆：紅疹

　　大多數的人當身體出現發燒或四肢痠痛時，總認為是一般

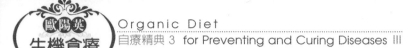

的流行性感冒，等到發現身上冒出紅色的疹子時，才驚覺大事不妙，原來是帶狀疱疹。

帶狀疱疹初期徵兆雖與許多疾病類似，但是也不難判斷。因為神經左右各自分佈，帶狀疱疹沿著感覺神經發作，也多半只會出現在身體的左半邊或右半邊，不會全身都有。如果，這陣子過勞、憂慮過多且已步入高齡，突然發現身體左邊或右側隱隱抽痛、有灼熱感，甚至已出現紅疹，不要猶豫，請趕快去醫院。倘若是帶狀疱疹的話，最怕就是延誤治療。因為治療的時間與後遺症的嚴重程度，都會隨著延誤就醫而加劇！

特徵2：逐漸形成帶狀水泡

＊初期：紅色丘疹

帶狀疱疹有1/3的機率發作在胸部，其次是頭臉與腰部。帶狀疱疹很少會布滿全身，而是在身體某一側的某一塊區域。

當帶狀疱疹發作時，病毒會隨著感覺神經所分布的區域，從皮膚深處冒出一簇簇的紅色小痘疹。這些紅色丘疹沒多久就會變成水泡，兩天之內就會開始化膿。水泡化膿時，原先的疼痛往往變得更厲害。同時，水泡旁邊的皮膚會又紅又腫，灼熱

之中還會帶有刺痛感。

＊紅疹蔓延成帶狀

因為病毒跟著神經的分布侵犯人體，所以，冒出紅疹水泡的患部也會慢慢擴大。新的紅色丘疹不斷蔓延開來，與先前較早冒出的水泡連結成帶狀。

＊一週後，水泡結痂

水泡化膿之後，約七天就會自動乾掉、結痂並脫落。因為紅疹不斷地分批長出，所以，全部的紅疹需二、三週的時間才會完全消失。水泡乾燥脫落後，就算是痊癒了。

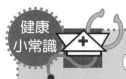

健康小常識

別弄破帶狀疱疹的水泡

帶狀疱疹發作時，要注意一點：千萬別弄破水泡。因為破掉的水泡很容易造成傷口的細菌感染，並會在皮膚留下永久性疤痕。

如果覺得患部又癢又疼的話，不妨取一塊已經消毒過的紗布，沾生理食鹽水，將之輕輕敷在患部。這樣可以加速水泡的乾燥速度，使之更容易結痂，復原才會更快。

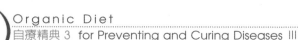

●後遺症：神經痛

帶狀疱疹若未能及早醫治，除了容易形成永久性斑痕外，最可怕的是會留下神經痛的後遺症。

病發之際，被病毒侵犯的神經就會開始疼痛，疼痛程度也隨著紅疹水泡的出現而日漸嚴重。神經痛的地方也就是發紅疹水泡之處。有些人的水泡結痂脫落之後，神經痛還會持續幾個月。一般來說，這種神經痛大概在三個月之內就會逐漸消失，但是也有少數人會被這種疼痛給長期纏住，而且年紀越大，疼痛的程度也越嚴重。

其實，罹患帶狀疱疹時，如果能懂得藉由飲食積極調養，神經痛的毛病很可能半個月內就會自動消失。但是，有些人不知道從飲食調養，所以可能會持續痛到一年，或甚至更久。

改善帶狀疱疹的飲食原則

維持人體正常機能並提供熱量的「蛋白質」，是由多種胺基酸所組成。這些組成蛋白質的胺基酸共有22種，其中有兩種跟帶狀疱疹的調養息息相關：精胺酸（arginine）與賴胺酸

（lysine）。患有帶狀疱疹的朋友，千萬不能攝取「精胺酸」；
而應多吃富含「賴胺酸」的食品。

●少吃富含精胺酸的食物

「精胺酸」含量豐富的食物如下。要注意的是這些食物只
能偶爾少量進食，千萬不能過量食用。

1. 花生、巧克力。

2. 堅果類：杏仁（包含零嘴類的杏仁果）、腰果、松子、核
   桃、南瓜子等。

3. 動物膠：動物膠的精胺酸含量很高，所以，那
   些由動物膠所凝成的果凍千萬不要吃。

4. 椰子（含椰子水、椰子肉、椰子漿、椰子油等）。

5. 大麥、燕麥、小麥（含餅乾、麵包、麵條、
   麵線、小麥胚芽、麵麩等小麥製成品）。

6. 玉米。

●多吃帶有賴胺酸的食物

以下是富含「賴胺酸」的常見食物。平常應多吃，有助於

抵抗帶狀疱疹病毒。

1. 海藻類：如海帶、紫菜與各種海藻。

2. 牛奶與黃豆（含豆腐、豆漿、豆乾等大豆製品）。

3. 多補充維生素B1（維生素B1可在西藥房購買）。

●禁吃煎炸燻烤及加工食品

更重要的是平常必須避開煎炸燻烤及加工食品。

＊煎炸燻烤：指的是蛋餅、油條、燻肉、烤鴨等，另外餅乾、
麵包也是此類食物。

＊加工食品：含罐頭、香腸、蜜餞等可能含有人工添加物的食
品，及素食者常吃的素雞、素火腿、素魚之類的也要避開。
至於豆腐、豆乾或豆腐皮，若無添加防腐劑便可以放心吃。

改善帶狀疱疹的兩種粥

帶狀疱疹發作時，往往因為身體不適而導致食慾低落。這
時，三餐不妨煮些清淡易消化的粥類。首先要推薦的粥品就是
菱角粥。這道微甜的粥品很適合當作早餐食用。

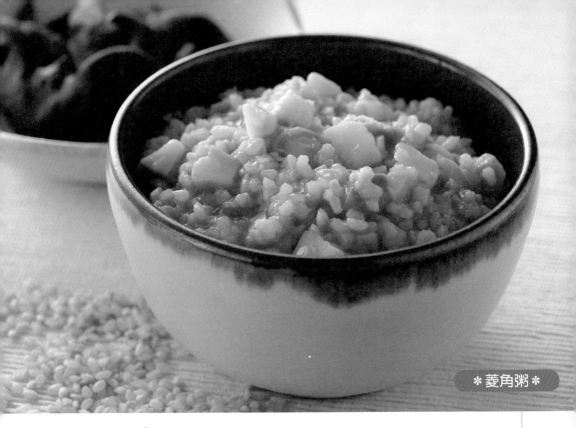

＊菱角粥＊

菱角粥

材料：帶殼菱角250g，糙米100g，紅糖15g。

作法：

1. 菱角煮熟去殼，取肉切碎。

2. 糙米洗淨，泡水4小時，瀝乾。

3. 所有材料加水1000cc入電鍋蒸煮至熟，趁熱進食。

＊馬齒莧薏仁粥

台語俗稱「豬母菜」或「豬母乳」的馬齒莧具有清熱解毒、消腫止痛的功效。將馬齒莧與薏仁熬煮成粥，每天早晚各吃一次，持續吃一週，便能有顯著改善。

馬齒莧薏仁粥

材料：馬齒莧（鮮品）30g、大薏仁30g、糙米50g、紅糖15g。

作法：

1. 馬齒莧洗淨，薏仁、糙米洗淨泡水4小時後瀝乾。

2. 所有材料加水500cc，以電鍋煮成稀飯，即可趁熱食用。

＊小叮嚀：可當三餐的主食，也可當作兩餐之間的點心。

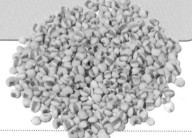

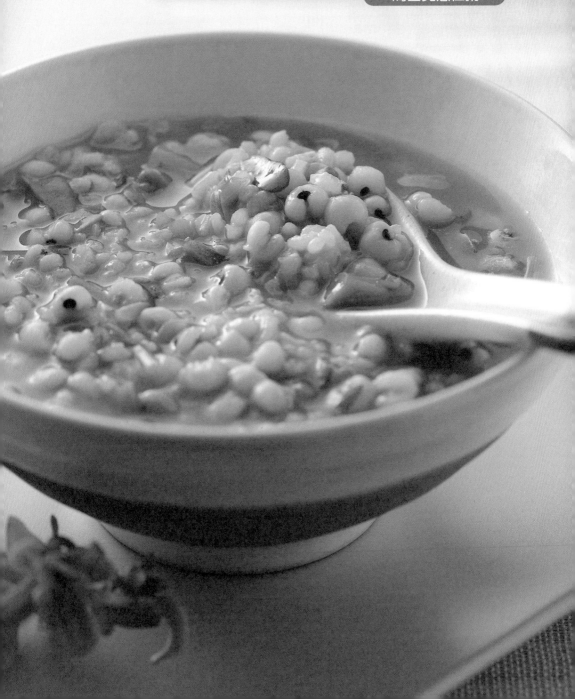

＊馬齒莧薏仁粥＊

●三種外敷方式

除了吃粥外，還可取材大自然，利用植物來進行外敷。只要持續敷一、兩天，就可看到顯著的功效。以下推薦三種以天然植物為材料的外敷法。

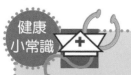

空心菜外敷法

別名「蕹菜」的空心菜，味甘性微寒，富含纖維素與多種維生素及礦物質，傳統中醫論及空心菜：「內服解飲食中毒，外用治一切胎毒、腫物及撲傷。」因空心菜含有特殊植物鹼，能夠去毒解熱。當帶狀疱疹發作之際，可用它來外敷，以改善腫痛灼熱。

材料：空心菜300g、茶籽油50cc、濃茶200cc。

作法：

1. 空心菜用烤箱，烘烤至焦黑。
2. 烤焦的空心菜加上茶籽油，充分拌成黏稠的膏狀。
3. 以濃茶洗滌患部，藉此殺菌。
4. 待患部乾燥之後，將調勻的空心菜膏塗敷在患部。
5. 一天塗三次，分別於早上、中午與晚上，連續塗敷五天，就能明顯改善帶狀疱疹。

※濃茶能殺菌。我們先泡好濃茶，待放涼後備用。茶葉的份量要多，以熱開水浸泡至少30分鐘，濾渣取湯便是濃茶。

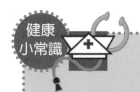

嫩桃葉外敷法

材料：嫩桃葉8片（嫩葉與葉芯）、高粱酒30cc。

器具：全新的毛筆（必須是全新的）。

作法：

1. 嫩桃葉連同葉芯洗淨、瀝乾，搗爛，形成桃葉泥。

2. 加入酒精濃度高的高粱酒殺菌。

3. 桃葉泥混合高粱酒調勻後，以毛筆沾滿，塗敷在患部。

4. 每小時塗一次，前三個小時連續塗三次。之後就改成每
   兩個小時塗一次。睡前也要塗。

※嫩桃葉係指水蜜桃樹的嫩葉，可取三月桃或六月桃。

※「夾竹桃」名字雖有「桃」字，但卻非桃樹。屬於桃金孃
　科的夾竹桃全株含有劇毒，千萬不能使用。

※塗藥訣竅：由外圍慢慢往內塗。

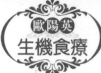
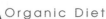

地瓜蒂頭泥外敷法

材料：小型紅肉地瓜5顆。

器具：乾淨的炒菜鍋、鍋鏟1個、紗布1塊、彈性繃帶1條。

作法：

1. 地瓜取用蒂頭1吋部位，洗淨之後磨成地瓜泥。

2. 下鍋不加油，乾炒至半熟。

3. 炒過的地瓜泥放涼後塗敷在患部，再以紗布包裹固定，
   持續兩天之後才取下。

※相同程序連敷三次，帶狀疱疹即可獲得明顯改善。

※地瓜的蒂頭：地瓜根塊部與莖的交
   接處，但不要用莖葉，只取根部
   （地瓜肉）使用。

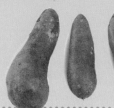

改善帶狀疱疹的驗方

　　一開始就提到，帶狀疱疹其實就是水痘的復發。主要是
因為人體免疫力下降，導致長年潛伏體內的病毒有機可乘。因
此，要防範帶狀疱疹，或想讓它早日痊癒，提高免疫力是最根

本的方法！要提高免疫力就不得不重視營養的補充。

　　補充營養不一定要拼命吃各種營養補給品。與其吃這些瓶瓶罐罐，還不如加強三餐的食物內容，讓營養均衡完整，反而會更有效。

●補充營養的兩種點心

　　我們把五穀奶、蔬菜泥當作兩餐之間的點心，有助於帶狀疱疹早日痊癒。

＊五穀奶

　　吃五穀奶時不妨加入三寶粉（大豆卵磷脂、小麥胚芽、啤酒酵母），如此營養將更完整。常吃這道點心，可以增強抵抗力。讓健康的人不容易生病，讓生病的人加速痊癒。（五穀奶做法，請參考本書第一章《癌症──抗癌的生機飲食調理》三餐的抗癌主食）

＊蔬菜泥

　　若要補給人體所需的營養，各種蔬菜的天然養分是再好不過的了。最好採用多種蔬菜來料理成蔬菜泥。

　　吃蔬菜泥的時候可加點糖蜜。糖蜜是從甘蔗中提煉出來的，含有多種豐富的礦物質，尤其是鈣與鐵的含量甚高，有助於體內組織的細胞重建。

蔬菜泥

材料：胡蘿蔔50g、地瓜50g、高麗菜50g、大白菜30g、大黃瓜50g、香菇2朵（約5g）、馬鈴薯50g、海帶6公分。

作法：

1. 胡蘿蔔、地瓜、馬鈴薯、大黃瓜，洗淨、去皮、切丁；高麗菜、大白菜、香菇洗淨、切碎。
2. 所有材料放入鍋內，加2倍的水合煮，滾後轉小火續煮20分鐘，待涼。

＊小叮嚀：可當成三餐的副食，或兩餐之間的點心。

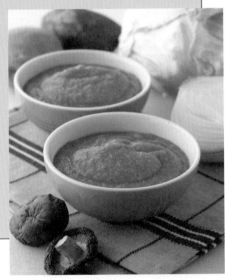

●提高抵抗力的營養輔助品

所謂「預防勝於治療」。就算醫學再如何進步，也不如在平常就將體質顧好。就算是體內潛伏有水痘病毒，也會因為人體免疫系統健全而無法發作。

＊天然綜合維生素

當身心過於疲憊的時候，為了讓抵抗力增強，最簡易的方法就是吃顆天然綜合的維生素。

選購維生素時一定要挑選天然的。雖然天然的綜合維生素與合成的價格相差不大，但在吃進體內後，被人體吸收的效率卻截然不同。天然綜合維生素的包裝背後通常都會貼有標籤，解釋所有成份來源。比如說，維生素A取自胡蘿蔔，維生素C則來自西印度櫻桃等。有貼這種說明標籤的，才是天然綜合維生素。

＊螺旋藻（藍藻）

螺旋藻（Spirulina）又稱為藍藻，顧名思義，因其外型與顏色而得名。因為富含蛋白質、鐵、鈉、鉀、鎂、鈣等礦物質，又含維生素A、B1、B2、B6、B12等，產於鹼性水域，是

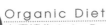
理想的鹼性食物，且容易被人體所吸收，並可以幫助酸性體質改善為弱鹼性，因此可以提高免疫力，有助於改善帶狀疱疹。

螺旋藻可提供優質的植物性蛋白質，除了含有8種人體無法自行合成的必須胺基酸，並含有多種維生素與礦物質，諸如維生素B群、β胡蘿蔔素，以及鐵、鉀、鈉、鎂、鈣等。

早晚各吃一次螺旋藻，每次服用4g，抵抗力便能轉強，不易罹患帶狀疱疹。

＊蜂膠

蜂膠含有20多種黃酮類化合物，具有強勁的殺菌力，可以抗病毒、消腫、消炎、抑制腫瘤。醫學上已研究證實，蜂膠對防治感冒、支氣管炎有明顯功效。由於蜂膠含有微量的酒精，使用時取5~10滴的蜂膠加入200cc溫開水中，等待3分鐘讓酒精揮發後再飲用。

※蜂膠取用份量：視個人體重而定，每10公斤1滴，如50公斤就用5滴，70公斤就要7滴。

改善帶狀疱疹的對症驗方

帶狀疱疹發作時，不見得會發燒；但是，神經痛則多少免不了。帶狀疱疹不只會侵犯皮膚，有時就連眼睛或肺部也會感到灼熱不適。無論是身體表面或體內的症狀，只要覺得有疼痛發炎的跡象，就應該朝消炎的方向來調養。

●消炎解痛的藥草果汁

屬性寒涼的明日葉與左手香都具有消炎退火的功效。有發炎現象時，可以飲用降火消炎的「左手香柳橙汁」或「明日葉

健康
小常識

抗帶狀疱疹的對症驗方法則

最有效的調養法則是：每天喝消炎解痛的藥草果汁與補充營養的對症果菜汁各1杯（至少300cc）。

消炎解痛的藥草果汁：「左手香柳橙汁」與「明日葉柳橙汁」輪替著喝。每兩天輪替1次。

補充營養的對症果菜汁：「五汁飲」與「淨血蔬果汁」輪替著喝。每兩天輪替1次。

柳橙汁」來幫助消炎。這兩樣果汁不但能消除體內發炎，對於
一般外傷的紅腫灼熱也很有功效。

左手香柳橙汁

材料：左手香的生葉5~8片、柳橙原汁200cc。

作法：左手香生葉加上柳橙原汁，
用果汁機拌勻即可趁鮮飲用。

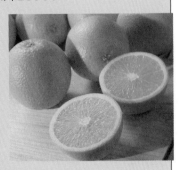

※左手香大的葉子只要5片，小的
則要8片；給五、六歲的小孩子
吃的話，只要2~3片葉子即可。

※年紀太小的嬰兒不適合吃帶有藥
性的左手香。

明日葉原汁

材料：明日葉（生葉）100g。

作法：明日葉洗淨切碎，加冷開水200cc，用果汁機充分拌
勻，再用濾網濾渣取汁，即可趁鮮飲用。

明日葉柳橙汁

材料：明日葉（新鮮葉片）50g、柳橙3個（約450g）。

作法：

1. 明日葉洗淨後切碎。

2. 柳橙洗淨剝皮榨汁。

3. 二者用果汁機拌勻濾渣，即可趁鮮飲用。

＊明日葉柳橙汁＊

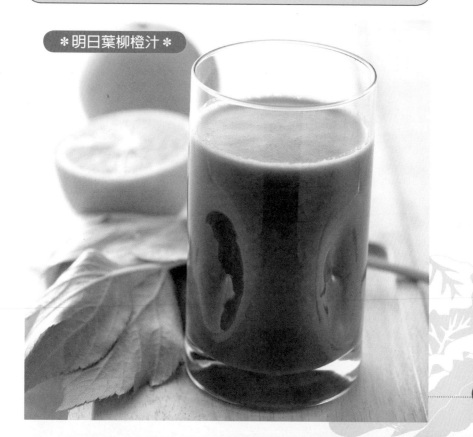

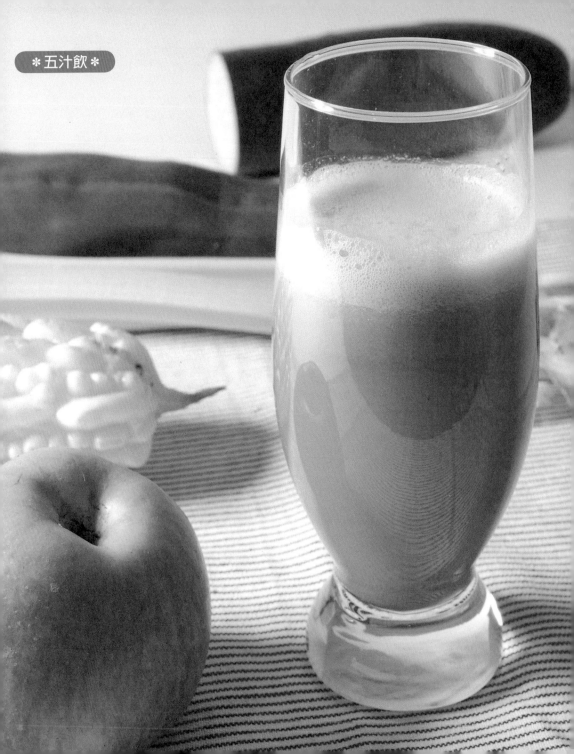

五汁飲

●改善帶狀疱疹的對症果菜汁

　　果菜汁帶有豐富的維生素C與多種礦物質，以及生鮮蔬果所含有的天然酵素，平日多飲用有助於活化細胞、使內臟機能恢復正常。所以在調養帶狀疱疹的過程中一定要多喝果菜汁。針對罹患帶狀疱疹的朋友，推薦以下兩種特效的對症果菜汁。

　　第一種就是清涼退火的「五汁飲」。

五汁飲

材料：蘋果1粒（約100g）、大黃瓜1/4條（約150g）、苦
　　　瓜1/4條（約80g）、青椒半個（約50g）、西洋芹菜2片
　　　（約100g）。

作法：

　　1. 蘋果、大黃瓜去皮切塊，苦瓜、青椒、西洋芹切塊。

　　2. 所有的材料用分離式榨汁機榨出原汁，現榨現喝。

※如買不到青蘋果，一般的紅蘋果也行。

※如果買有機蔬果，可以連皮一起使用，否則就要去皮。

※生鮮蔬果要榨汁的話，為了怕表面有細菌或農藥的污染，
　最好事先以臭氧機處理20分鐘，這樣子就能去除表面的
　農藥與細菌。臭氧機目前很普遍，不僅在生機飲食店可買
　到，就連一般的電器行也可買到。

淨血蔬果汁

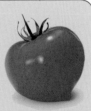

材料：胡蘿蔔1條（約250g）、西洋芹2片（約130g）、大番茄1個、檸檬1個（小粒）。

作法：

1. 所有材料洗淨，胡蘿蔔去皮切塊，大番茄去蒂切塊，西洋芹切段，檸檬去皮對切。

2. 將胡蘿蔔、檸檬、芹菜與番茄，用分離式榨汁機榨出原汁，再把所有汁液混合拌勻，即可趁鮮飲用。

●加速康復的對症飲料

把有療效的對症飲料當作日常解渴飲料，不但能解渴，同時還能有效改善帶狀疱疹。

以下推薦四道對症飲料：魚腥草茶、薄荷茶、苦瓜湯、菊花糖蜜水。在帶狀疱疹發作時，每天都以這些對症飲料來取代白開水，可加速改善病狀。

＊魚腥草茶

魚腥草是青草店最常見的平價草藥。但是，許多藥草老師

皆稱魚腥草為「藥草之王」！印象中，能被冠以「王」字的食材或藥材，大多索價不斐，但是為何這麼低廉的食物竟也能被稱為「王」？這是因為，魚腥草的療效實在太廣泛了！雖然到處都有且售價便宜，但仍被大眾所推崇。

魚腥草茶非常實用。因為它可以利尿排毒，改善過敏體質，清涼退火，就是不加糖也很可口，最適合在炎炎夏日作為保健飲料。

＊魚腥草薄荷茶

魚腥草茶煮好之後，如果加點薄荷，喝起來清涼退火，適合體質燥熱的人喝。

魚腥草薄荷茶

材料：魚腥草（乾品）80g、薄荷葉（乾品）10g。

作法：

1. 魚腥草洗淨置於鍋內，加3000cc水泡10分鐘。

2. 不必換水直接以大火煮滾後，轉小火續煮20分鐘。

3. 加入薄荷葉立即關火燜5~10分鐘，濾渣後即可飲用。

＊魚腥草紅棗茶

　　喝魚腥草紅棗茶或魚腥草薄荷茶，可加點紅糖，滋味會更好。這兩種茶均可當作日常的解渴飲料，若想達到排毒的療效，每天至少要喝到1200cc以上才能見效。

魚腥草紅棗茶

材料：魚腥草（乾品）75g、紅棗15粒。

作法：

1. 先將魚腥草洗淨；紅棗洗淨，切開留籽。
2. 二者加水3000cc合煮，滾後轉小火續煮20分鐘，濾渣即可飲用。

※魚腥草屬性寒涼，若體質偏寒的人，必須加紅棗。

＊苦瓜湯

　　此外，清涼降火的苦瓜湯也是不錯的湯飲，有助於舒緩帶狀疱疹。

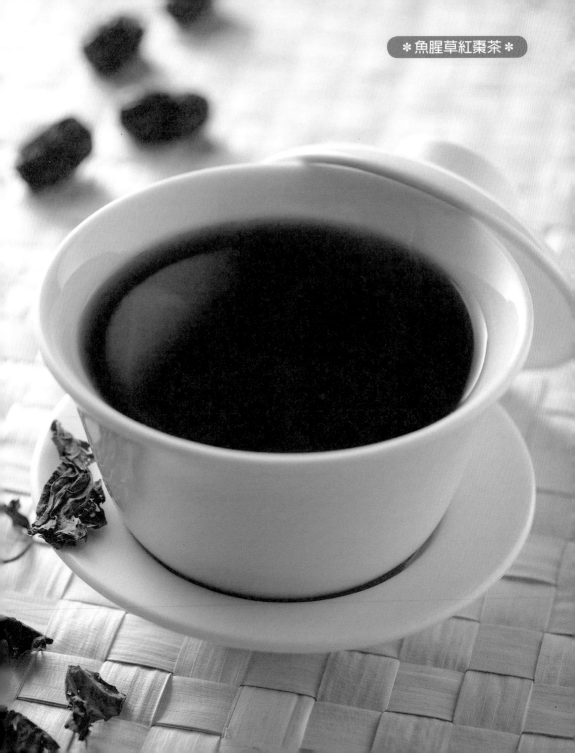

魚腥草紅棗茶

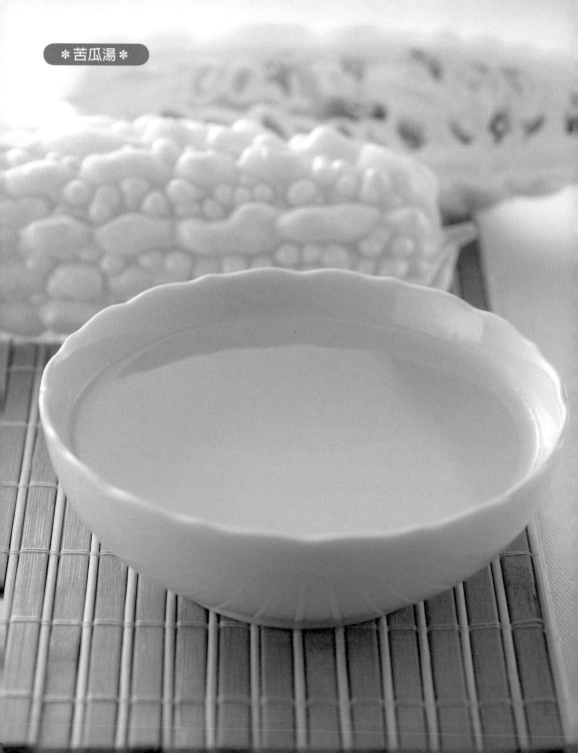
＊苦瓜湯＊

苦瓜湯

材料：苦瓜1條。

作法：苦瓜洗淨切開切塊，不必去籽，加水750cc合煮，大火
　　　滾後轉小火續煮20分鐘，取湯飲用，苦瓜待日後當佐菜。

* 菊花糖蜜水

　　如果，實在是不喜歡苦瓜湯的苦味，那麼就改喝菊花糖
蜜水吧！菊花糖蜜水的功效很多，可以舒緩熱症的頭痛，也對
眼睛的保健很有功效。除此之外，因為裡面的糖蜜富含微量元
素，適度補充微量元素有助於解決一些惱人的疑難雜症。

菊花糖蜜水

材料：杭菊花10g、糖蜜10cc。

作法：

　1. 杭菊花加水800cc合煮，滾後轉小火續煮5分鐘。

　2. 濾渣後加入糖蜜調勻，即可飲用。

※糖蜜並沒有甜味，甚至會有些苦味。如果嫌味苦而難以入
　口，可酌加紅糖來調味。

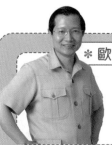

＊歐陽老師的叮嚀＊

平日多保養，
病毒少上身！

　　帶狀疱疹雖然乍看之下並非什麼重大病症，但是，它的後遺症（神經痛、視力減退與疤痕）卻是最擾人的。

　　臨床醫師表示，帶狀疱疹在發病就及早治療，痊癒既快又徹底。但若拖到症狀嚴重時才來就醫，附帶的併發症（如神經痛）就會變得很嚴重，甚至形成多年宿疾。臨床觀察也發現，抵抗力較差的高齡患者若罹患帶狀疱疹，病症也會比健壯的年輕人要來得更嚴重。所以，銀髮族的朋友要特別謹慎防範。

　　預防疱疹發作的最佳方式就是提升免疫力。平常要吃對食物、適度補充完整均衡的營養、睡眠足夠，這樣子，體內的免疫系統就能發揮正常功能，病毒也就無機可趁了。

chapter 3

紅斑性狼瘡

　　紅斑性狼瘡，又名狼瘡，全名「全身性紅斑性狼瘡」（systemic lupus erythematosus，簡稱SLE），是一種自體免疫系統失調的疾病。拉丁文的Lupus，意指「狼」。因為紅斑性狼瘡患者兩邊顴骨常會出現紅斑，紅斑範圍擴張後會跨過臉部中央，連成類似蝴蝶的形狀，稱為「蝴蝶斑」。因為蝴蝶斑看起來就像狼顴骨上的紅斑，因而得名。

　　目前台灣罹患紅斑性狼瘡的人越來越多，各大醫院也非常重視這方面的醫療支援，甚至鼓勵病患聚會交換抗病心得。像是在榮總就有個「蝴蝶俱樂部」的團體，是專門提供紅斑性狼瘡患者相互勉勵交流的園地。

【紅斑性狼瘡的病因與症狀】

　　免疫系統原本是保護身體健康的防禦機制。每當病菌、病毒入侵人體時，免疫系統就會產生抗體，以發燒或發炎等方式來進行抵禦。但是，假若免疫系統失調的話，即使沒有病菌或病毒入侵，人體也會自動產生抗體（稱為「自體抗體」，Auto-antibody），因而形成不必要的發炎，進而傷害自身的器官或組織。這就是所謂的「自體免疫性疾病」。紅斑性狼瘡與類風濕關節炎，正是典型的自體免疫性疾病。

　　自體抗體在體內攻擊器官或組織，除了會引發紅斑等皮膚病變，也會破壞體內器官與組織。比如說，抗體會破壞關節、肌肉、神經與免疫系統，影響腎、肺與心臟、血液，甚至會侵入腦部或中樞神經，形成各式各樣的病狀。每位患者的症狀與病情相去甚遠，有些人只會出現輕微的發燒或紅斑，有的人卻因為嚴重的併發症而喪命。再加上紅斑性狼瘡初期的症狀很容易與其他疾病混淆，以致於延誤了診療的時機，致使病情加重。

由於台灣目前罹患紅斑性狼瘡的人數比例越來越高，約每千人就有一位紅斑性狼瘡患者。本章就要針對這種免疫系統失調的慢性疾病，從生機飲食的角度，為患者提供各種天然的日常生活保養建議。

●年輕女性：小心「狼吻」！

紅斑性狼瘡最常發作於年輕女性身上，男女比例約1：10。尤其15歲到45歲的女性，更是發病的高危險群，高齡者反倒是較不易患病。據統計，高於65歲的族群只佔發病者一成。只不過，患者男女老少都有，大家仍不可掉以輕心。

※紅斑性狼瘡患者死因前三名：腎臟病變、各種感染併發症、中樞神經系統病變。

●可能的病因：免疫力失常

造成紅斑性狼瘡的原因錯綜複雜，迄今仍無法確認到底是哪些原因所致。據臨床研究的分析顯示，除了遺傳之外，病毒、環境、內分泌與免疫系統都是可能的病因；甚至，連燙傷、手術、懷孕也可能引發紅斑性狼瘡。其實，我們的身體並

不會無緣無故失常，病因必定其來有自。整體來看，可總歸於免疫力低下。

　　然而免疫力之所以會下降，多半是因為生活作息不當所致。比如，經常熬夜、營養失調等都是因素之一。再加上現代生活的步調緊湊、飲食過度精緻，一般人的水分與粗纖維攝取量也明顯不足，當新陳代謝（排尿、排便）不順時，體內就會累積很多廢物，久而久之便會引發自體免疫性疾病。

●常見的症狀：診斷的依據

　　紅斑性狼瘡症狀在初期可能不顯著，像是易疲倦、發燒與反胃等徵兆，很類似其他疾病，因而容易被疏忽，甚至在就醫時會掛錯了科別而延誤治療時機。治療紅斑性狼瘡，應該到免疫風濕科去尋求診治，可別跑到內科或家庭醫學科。

　　以下是幾種常見的狼瘡症狀。如果，你最近感到身體異常，並在以下七個症狀裡面，出現了四種以上的病症，那就很可能是罹患了紅斑性狼瘡。為求確認病症並及早獲得正確診療，我們應立即到大型醫院進行抽血化驗。

　　這七個症狀裡，1、2、3、5、6項的現象自己可以察覺，4

罹患紅斑性狼瘡的症狀

1. 出現蝴蝶形狀的紅斑。

2. 口腔潰爛。

3. 皮膚對光線很敏感。眼睛不敢看著強光。

4. 心肺與腹部積水。

5. 關節發炎、疼痛。

6. 皮膚出現螃蟹狀的丘疹。

7. 經過檢查，發現有尿蛋白、血液異常或神經、免疫功能異常的跡象。或者，抗核抗體呈現陽性反應。

與7就必須倚賴醫學檢驗方能檢查出來。

目前，紅斑性狼瘡已非絕症。90％的患者可藉由正確醫療來控制病情因而大幅提高存活率。為了消弭這種因自體免疫失常而導致的疾病，我們必須定期至醫院求診、配合醫師的用藥。除此之外，我們更應該積極地改善體質，提高免疫力以對抗病魔。進行食療不僅能改善體質，又能輔助正統的醫療。如果你已經尋求西醫治療，應該要同時進行食療，兩者若能搭配得宜，更有助於痊癒。

紅斑性狼瘡的日常禁忌

當紅斑性狼瘡出現時，千萬別慌張，其實只要掌握住日常生活的重要禁忌，就能減輕病症。

●生活禁忌：不能曬到太陽

首要的禁忌就是「防曬」。出門一定要遮陽，無論穿長袖衣服、撐洋傘、戴帽子或擦防曬產品皆可。紅斑性狼瘡患者的皮膚對紫外線相當敏感。過度曝曬於陽光之下，不但會讓皮膚的紅疹更嚴重，甚至還會導致發燒、關節痛，心肺功能失常或神經系統發炎。

●飲食六大禁忌

先前曾提到，紅斑性狼瘡是因為自體免疫力失常所致的慢性發炎。所以，我們的日常飲食也應謹慎。凡是會累積毒素或會影響健康的禁忌食物，都應拒絕。

＊禁忌食物如下：

• 加工食品：像是香腸、貢丸、甜不辣、泡麵、蜜餞等。凡是

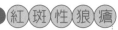

經過多重加工的食品，一定要避開。

- 刺激性食物：比如辣椒、咖哩、芥末、沙茶醬、大蒜、辣油、胡椒粉之類的辛香食品，全部不能吃。

- 葷食（雞鴨魚肉）：尤其是雞肉、蝦蟹、黃魚、羊肉與狗肉，這些食物特別會誘發紅斑性狼瘡。

- 溫熱性質的水果：像是榴槤、荔枝、龍眼、桃子、釋迦、櫻桃、李子等溫熱性質的水果，平日最好不要吃。尤其性熱的榴槤，更是大忌。

- 筍類：包括冬筍、麻筍、綠竹筍、毛筍等，也會引發或加重紅斑性狼瘡的症狀。

- 各種酒類：無論是酒精濃度高的高粱、白乾或是酒精濃度低的水果酒或淡啤酒，凡是酒類就應該嚴格禁止。

烹調
小秘訣

筍與蘆筍

上面提到：紅斑性狼瘡患者最好不要吃筍類。

這種「筍」，指的是各種竹筍。至於蘆筍、茭白

筍等，則不在此限。

但是，由於蘆筍是高嘌呤食物，尿酸高的人不適合食用。

由於有些紅斑性狼瘡患者會有關節腫痛的情

形，為了安全起見，此時就不能吃蘆筍。

●飲食原則：素多葷少

罹患紅斑性狼瘡的人，在飲食方面必須掌握「素多葷少」

的原則。不習慣吃全素的人，不妨掌握一個要訣：每週一三五

吃全素，二四六日則素多葷少。

吃素時，務必要吃到生鮮的蔬菜或水果。因為生食富含酵

素，對改善體質幫助甚大。尤其，許多人的內臟機能之所以衰

退，都是因為缺乏酵素所致。如果，我們能藉由生食裡面豐富

的酵素來改善體質、提高免疫力，就能愈早恢復健康。最好每

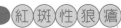

天早餐喝杯精力湯、在兩餐之間喝杯果菜汁,如此便能補充豐富的酵素。

●精力湯裡不可有芽菜

千萬要記得,紅斑性狼瘡患者所吃的精力湯,不可加芽菜,特別是苜蓿芽!因為,苜蓿芽會誘發紅斑性狼瘡。

●適合紅斑性狼瘡患者的精力湯

紅斑性狼瘡患者所吃的精力湯,我們只使用有機蔬菜與水果來作為主要食材。

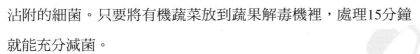

＊有機蔬菜兩、三樣

洗淨切碎之後,用一般的飯碗裝取兩碗。有機蔬菜雖無農藥污染的問題,但也須洗淨以避免吃到蔬果表面沾附的細菌。只要將有機蔬菜放到蔬果解毒機裡,處理15分鐘就能充分減菌。

＊水果(平性、涼性、寒性)選1~2種

熱性與溫性的水果不適合紅斑性狼瘡患者。應選用平性、

涼性或寒性的水果，選1~2種便可。

- 平性水果：百香果、檸檬、番石榴、酪梨、鳳梨、葡萄、蓮霧、柳橙、甘蔗、木瓜、橄欖、梅子、波羅蜜。

- 涼性水果：火龍果、梨子、蘋果、楊桃、山竹、葡萄柚、草莓、枇杷。

- 寒性水果：番茄（微寒）、西瓜、香蕉、奇異果、甜瓜、柚子、甘蔗、橘子、柿子、椰子水、甘蔗、西紅柿（微寒）、桑椹。

＊營養補充：三寶粉各1小匙

要加入三寶粉：大豆卵磷脂、小麥胚芽、啤酒酵母各1小匙（約5g）。三寶粉雖對身體很好，但吃多了也會上火，不要放過量。紅斑性狼瘡患者最怕上火，一上火症狀就容易惡化。

＊海帶芽少許

海帶芽（乾品）取0.5~1g，先用沸水泡3分鐘，待膨脹軟化後瀝乾水分，再投入果汁機一起攪拌。

＊酵素30cc

最好再添加20~30cc的酵素。目前生機飲食店都有販賣各種

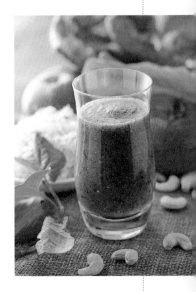

液體酵素。萃取自各種天然植物的酵素，能活化內臟機能，雖然價格稍微高些，但十分有效。

　　將所有材料放入果汁機。加上200cc的冷（溫）開水，攪拌均勻即可趁鮮飲用。因為這裡面有水果，天然酵素也帶點甜味，滋味其實挺不錯的。這杯精力湯就當作早餐的一部分。為了提供足夠的熱量，我們可以再加上別的澱粉類食物，比如，一碗五穀米粥、一個饅頭或菜包，甚至是薏仁綠豆地瓜湯，均是很棒的組合。

針對紅斑性狼瘡的食療要訣

●兩種解渴飲料

　　改善紅斑性狼瘡的特效藥草是「石上柏」。石上柏是一種蕨類，是青草店常見的藥草，又名「深綠卷柏」、「龍麟草」，性溫味甘，清熱解毒，有助於消腫、活血、止血，並對於消除腫瘤、抗癌頗具功效。

石上柏湯

材料：石上柏（乾品）1~2兩、紅棗15粒。

作法：

1. 石上柏洗淨，紅棗洗淨切開留籽。

2. 二者加水3000cc合煮，滾後轉小火續
   煮45分鐘，濾渣取湯，即可當茶飲。

※ 小叮嚀：石上柏湯因具有藥性，宜喝三天

停一天，以免傷害身體。紅斑性狼瘡患者可常喝石上柏湯

來改善病情。

　　除了石上柏湯之外，我們再介紹兩道湯飲：瓜皮湯與茅

根湯。為了更有效控制紅斑性狼瘡的病症，每天的保健湯飲應

以石上柏湯為主，瓜皮湯或茅根湯為輔。連續喝三天的石上柏

湯，然後停一天改喝瓜皮湯或茅根湯；接下來再持續喝三天的

石上柏湯、一天的瓜皮湯或茅根湯……如此交替循環。持續飲

用就能避免病情惡化。

＊鮮葉茅根湯

　　鮮葉茅根湯有助於紓解各種紅斑性狼瘡的症狀。

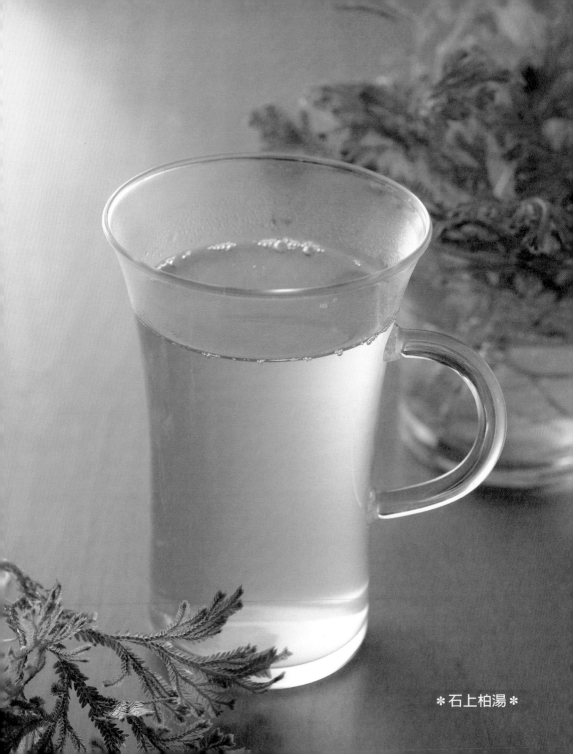

＊石上柏湯＊

鮮葉茅根湯

材料：竹子的葉（鮮品）10g、白茅根10g。

作法：所有材料洗淨，加水600cc合煮，滾後轉小火續煮20分鐘，濾渣即可飲用。

● 解除水腫的湯飲

　　許多紅斑性狼瘡患者因為抗體攻擊腎臟而出現水腫。此刻必須飲用瓜皮湯，才能利尿消腫。

玉米鬚瓜皮湯

材料：玉米鬚（乾品）10g、西瓜皮250g、冬瓜皮250g、赤小豆150g。

作法：

1. 玉米鬚徹底洗淨，並用沸水汆燙1分鐘，瀝乾備用；赤小豆洗淨。

2. 玉米鬚放入藥袋中，連同西瓜皮、冬瓜皮、赤小豆加水3000cc合煮，滾後轉小火續煮約30分鐘，濾渣飲用。

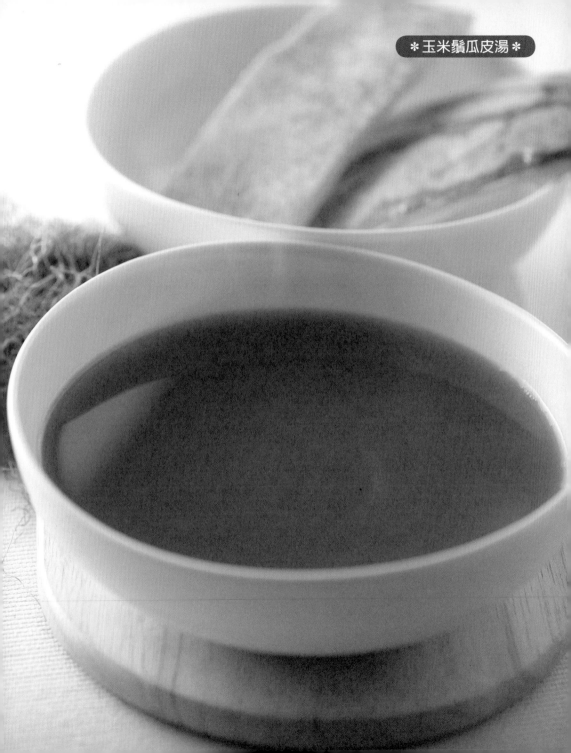

＊玉米鬚瓜皮湯＊

●早餐一顆天然綜合維生素

　　早餐除了喝精力湯，可吃些澱粉類熱食（如薏仁綠豆地瓜湯、山藥綠豆粥、菜包或饅頭），餐後再來顆天然綜合維生素。紅斑性狼瘡患者若能天天早餐這麼吃，病情就會迅速改善。

＊三餐主食：山藥綠豆粥

　　山藥綠豆粥對於紅斑性狼瘡患者很適合，有助於穩住病情。可以當作早、晚餐的主食。

●兩餐之間的點心

　　病人需要三餐吃得好，但卻因為胃口不好，三餐吃的不

山藥綠豆糙米粥

材料：山藥60g、綠豆30g、糙米30g。

作法：

1. 綠豆與糙米洗淨，加水750cc泡水4小時。

2. 山藥去皮切丁。

3. 所有材料入電鍋煮至熟爛，即可食用。

＊小叮嚀：可當作早餐或晚餐的主食。

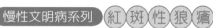

多，所以在兩餐之間還要吃點心來補充營養。以下推薦兩道適
合紅斑性狼瘡患者吃的點心。

百合蓮子羹

材料：百合（乾品）30g、蓮子15g。

作法：百合與蓮子洗淨加水750cc合煮，滾後轉小火續煮30
分鐘至熟爛，即可趁熱食用。

＊小叮嚀：喜歡甜味的人，可加少許紅糖，但切忌過甜。

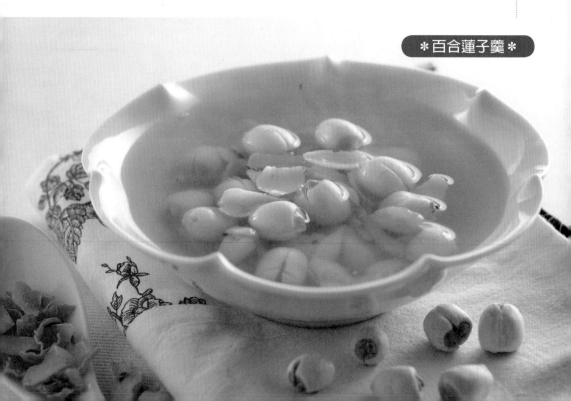

＊百合蓮子羹＊

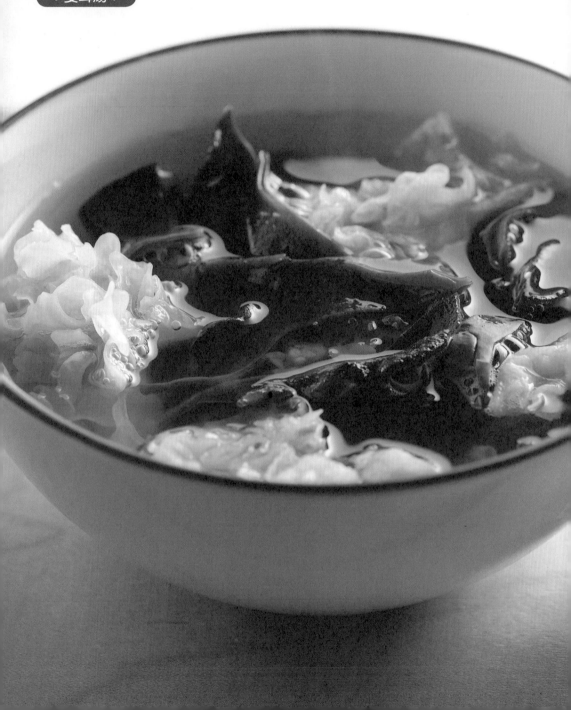

雙耳湯

雙耳湯

材料：黑木耳（乾品）3~5朵、白木耳
　　　（乾品）3~5朵、褐色冰糖15g。
作法：將材料洗淨，加水500cc入電鍋
　　　煮至熟爛，即可趁熱進食。

●兩餐之間的果菜汁

　　兩餐之間除了吃點心之外，喝果菜汁
也是重要的營養補充。

　　適合紅斑性狼瘡患者的果菜汁，首先
推薦「五汁飲」與「淨血蔬果汁」。（五
汁飲與淨血蔬果汁的做法，請參照本書第
一章《癌症──抗癌的生機飲食調理》四
種抗癌蔬果汁）

　　這兩種果菜汁宜在空腹時輪流交替著
喝。如果你是朝九晚五的上班族，最適合
在晚餐之後，八到九點的時間喝果菜汁。

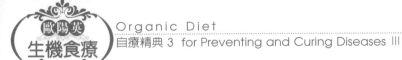
如果沒有上班，飲用果菜汁的最佳時段是在下午的四、五點。這時，身體開始疲憊，適時飲用果菜汁，便能提振精神加強抗病能力。

● 紓解出血現象的果菜汁

當紅斑性狼瘡患者有組織出血的現象，像是流鼻血、口腔黏膜出血或是皮膚的紅疹顏色特別泛紅。遇到這種情況，喝杯「高麗菜白蘿蔔汁」便能有效止住內臟出血。

高麗菜白蘿蔔汁

材料：有機高麗菜250g、有機白蘿蔔250g。

作法：高麗菜與白蘿蔔洗後，以分離式榨汁機榨出原汁，要現榨現喝。

＊小叮嚀：

1. 一天一次，空腹時喝，且每次至少要喝300cc。

2. 嚴重患者，一天兩次，分別於早上、晚上各喝一次。

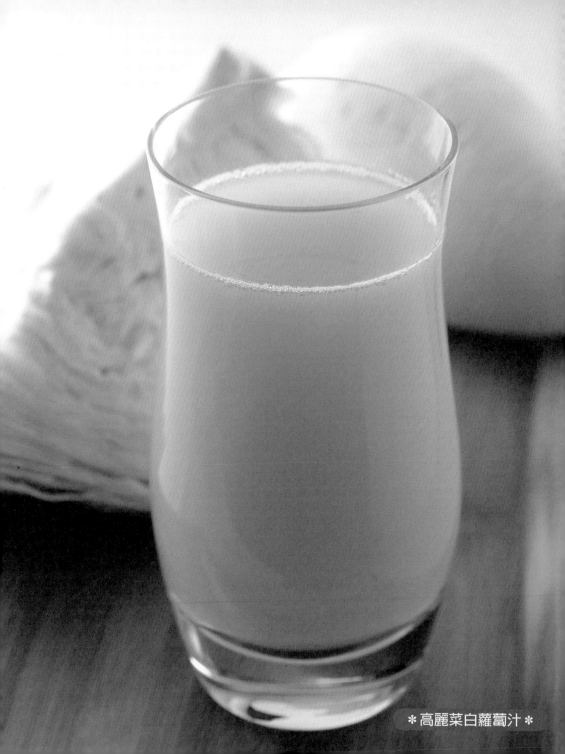

＊高麗菜白蘿蔔汁＊

提高新陳代謝，改善紅斑性狼瘡

除了按照醫師指示定期服藥，平常也要遵守日常的飲食禁忌，並且加強營養補充，可藉由促進新陳代謝，讓體內毒素廢物快速排除，如此就能提升自癒能力，幫助病症得到減輕，讓病情早日康復。

若要提升新陳代謝，必須從以下三個方面來加強：排汗、利尿與通便。

●排汗

讓汗水大量排出，便是一種有效的排毒方法。

＊早晨：發汗運動

最理想的發汗方法：是在清晨到綠地空氣清新處，運動到流汗為止。

運動時只要讓心跳達到每分鐘120次，多數人便會開始流汗，且運動的時間最好超過30分鐘以上。

＊夜間：薑湯泡腳

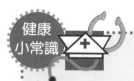

薑湯泡腳

材料：薑600g、粗鹽30g、泡腳高桶1個。

作法：

1. 薑洗淨切片，加水合煮，滾後轉小火續煮30分鐘，去薑片取薑湯。

2. 將粗鹽加入薑湯，一部份裝入小茶壺。

3. 將其餘的薑湯倒進泡腳桶，加入冷水調至溫度43℃左右。

4. 坐在椅子上，將雙腳泡入薑湯中（水要高於小腿），30分鐘。

5. 桶內放兩顆高爾夫球，可以一面泡腳，一面踩高爾夫球按磨，尤其有疼痛的部位。

6. 泡腳過程中流汗時，要隨時拿毛巾擦掉，避免被風吹而引起感冒。

＊小叮嚀：倘若溫度下降時，可加入小茶壺薑湯，以維持溫度。

●利尿

還有，利尿也是紅斑性狼瘡不可忽略的一項。談到利尿，就不能忽略水分的攝取。

許多人每日攝取水分不足，導致尿液也跟著變少。排尿是身體排毒的重要管道，只要尿量一減少，排毒速度就會減緩。尤其，紅斑性狼瘡患者為了控制病情，必須長期地吃西藥。西藥雖能穩住病情，但也會在體內累積毒素。吃藥的人，更需要透過大量排尿來排除體內殘留的藥性成分。所以罹患紅斑性狼瘡的朋友，應該多喝水排尿。

＊定時補充水分

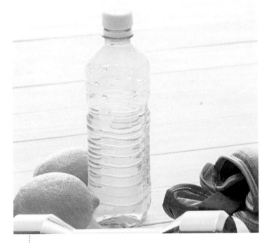

我們每日應該要攝取水分2500cc以上，這樣才能維持體內旺盛的新陳代謝。如果平常不喜歡喝水或經常忘了喝水，那麼最好訂出喝水的時間表，只要按時喝水，自然就能喝足2500cc。

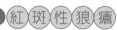

一天的飲水計畫

	時間	作息	飲水量
上午	AM6:00	起床	500cc
	AM7:00	晨間運動後	300cc
	AM10:00～11:00	上班休息時間	500cc
（上午飲水量小計：1300cc）			
下午	PM3:00	上班休息時間	500cc
	PM4:30	上班休息時間	500cc
（下午飲水量小計：1000cc）			
晚上	PM9:00	睡前	300cc
（晚上飲水量小計：300cc）			
總計	一天總飲水量：2600cc		

●通便

　　排便對於紅斑性狼瘡患者來說，是最重要的事。如果便秘的話，病情就會更加惡化，很難好轉。

＊三餐飲食要以促進排便為目標

　　當發現排便不順暢時，就應加強粗纖維與根莖類的攝取。

1. 促進腸道蠕動的粗纖維食物

富含粗纖維的食物很多，常見的有海帶、黑木耳、牛蒡、

竹筍、蘆筍、蒟蒻、空心菜、芥藍菜、

芹菜、蓮藕，帶梗的地瓜葉。儘可能

在午餐與晚餐多吃這些粗纖維食物，來

促進腸道蠕動、改善便秘，而且它們的熱量不高，多吃並不會

發胖。

2. 增加便量的根莖類食物

　　根莖類係指地瓜、南瓜、芋頭、胡蘿蔔、馬鈴薯等，這些

多吃了會增加糞便的體積，只要便量一多，自然就會想要上廁

所。

　　　　3. 要訣：上午連排兩次便

　　　　　　一般人早上起床之後就會有排便感。

只要一有便意就要趕緊去蹲廁所，千萬別忍

著。起床後先排一次便，接下來就喝300~500cc

的溫水後再出門做運動。運動完回家第一件事，

就是去蹲廁所。

　　為何一早已經排過便了，運動後還能再排一次呢？這是因

為，早上起床後的排便可能排的不夠徹底，體內通常還有些宿

便未排出。那些還沒排出來的殘留宿便，我們藉著大量飲水與運動（至少30分鐘），來將之排出。水會從嘴進入到大腸，大腸裏面充滿了水，運動時就會因此帶動腸道蠕動，回家立刻上廁所，很容易就會排出第二次便。

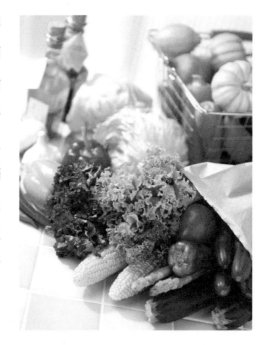

4. 要訣：睡前再排便

　　徹底清除腸道宿便的要訣，就是在起床排第一次便，運動後排第二次便，睡前再排第三次便。睡前的排便可藉由午（晚）餐多吃粗纖維與根莖類來幫助。（有關於睡前排便，請參照第一冊第一章《睡前排便》）

　　只要一天能排三次便，不論健康或皮膚狀況都會得到莫大的改善。

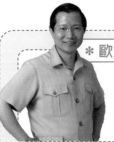

* 歐陽老師的叮嚀 *

從生活著手，
斷除狼瘡之害！

　　紅斑性狼瘡是種慢性病，患者千萬不要因為病情一時好轉，就自行停藥或停止在生活、飲食上的一切努力。對抗紅斑性狼瘡需要長期抗戰，除了尋求醫療診治，患者更應該持之以恆改善生活與飲食。體質若能徹底轉好，紅斑性狼瘡自然不再侵犯。

　　罹患紅斑性狼瘡的人容易疲倦。但是，適度的運動絕對有其必要，躺著不動只會讓肌肉更加僵硬、體力變差。只要一面求醫治療，一面改善錯誤的生活作息與飲食內容，紅斑性狼瘡一定會好得更快！

chapter 4

類風濕關節炎

　　風濕病是高齡者常見的慢性病；但是，病名與之類似的「類風濕關節炎」，患者卻無年齡之分，現在的醫院門診，也常見到年輕人因罹患此病來求診。類風濕關節炎好發的年齡層以30至50歲的壯年為最多，而且，女性患者為男性的兩、三倍。

　　所謂的類風濕關節炎，是一種全身關節會嚴重發炎的慢性病，也是因為自體免疫系統失常所致。由於這種病會侵害關節，導致腫痛，很多人以為請人推拿幾下就能紓解疼痛；其實，這可是大錯特錯的想法！由於這跟一般的運動傷害所造成的關節疼痛完全不同，隨便進行推拿、按摩或拔罐，反而會加重病情。

【造成類風濕關節炎的因素】

目前醫學上還無法根治類風濕性關節炎，如果發現自己可能罹患類風濕性關節炎，應立即到醫院做檢查，以便爭取治療的時機；如果拖到關節受損甚至扭曲，那想要恢復正常可就難了。長年的病患也應該定期向醫生報到，讓正規的醫療體系來控制病情；平時並留意生活作息與飲食內容，以避免病情惡化。

與前章所提到的紅斑性狼瘡一樣，類風濕關節炎也是因自體免疫失常所引起的慢性病；其病症就是以骨膜炎為基礎的各種關節病變。

常見的類風濕關節炎症狀就是：關節僵直、腫痛或腫脹，全身無力，食慾減退，怕冷或腰痠腿軟。嚴重時受到侵害的關節甚至還會變形。

無論中醫或西醫，類風濕關節炎都是不易治療的難症，頂多藉由藥物來控制病情，因此對抗類風濕關節炎最根本的解決之道就是改善免疫系統。只要透過正確的飲食跟生活作息，將

免疫系統導入正軌，類風濕關節炎就有希望不藥而癒。

類風濕關節炎患者的飲食禁忌

　　飲食是改善體質的最重要方法。罹患類風濕關節炎的朋友，更應該留意日常飲食：什麼東西該吃？什麼東西不該吃？該忌口的食物要嚴格避開，能幫助身體的食物則要多多攝取。

●不該吃的食物

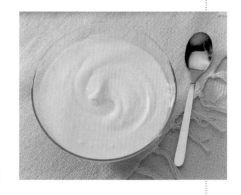

＊類風濕關節炎患者應避開的食物

● 奶製品：乾酪（乳酪）、奶油。

● 味精。

● Ω6的脂肪酸（歐米茄六的脂肪酸）：
　有的蔬菜油含有Ω6，含量最高的首推
　玉米油、紅花籽油跟葵花籽油。這三種油對一般人也許是不錯的油脂選擇，但對類風濕關節炎患者來說卻是禁忌。凡是用這三種蔬菜油所烹調的料理都應避免。

● 茄科植物：包括了番茄、茄子、甜椒、辣椒與馬鈴薯，以上食物必須列為禁忌。

＊引發並加重病情的禁忌食物

根據經驗，以下這些食物會引發關節炎，是類風濕關節炎患者的過敏性食物。吃了，只會讓病情更加惡化。

其中，小麥製品的範圍很廣，像是麵粉、麵條、餅乾等由麵粉製作的食品都是。罹患類風濕關節炎的患者，至少給自己半年時間完全不吃以上食物。

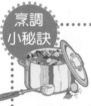

惡化關節炎的禁忌食物

玉米、小麥與小麥製品、煙燻的豬肉（各種火腿、臘腸等燻製肉品）、橘子、牛奶、燕麥、黑麥、雞蛋、牛肉、咖啡、麥芽、乾酪、奶油、葡萄柚、番茄、茄子、甜椒、辣椒、馬鈴薯、花生、玉米油、紅花籽油、葵花籽油、味精等。

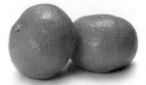

●有益改善病情的食物

＊水果類：桑椹、櫻桃

類風濕關節炎患者平常應多吃桑椹與櫻桃。

　　桑椹有一定的產季，就台灣而言，春末夏初是桑椹盛產的時節。在其他季節，也可以桑椹汁來代替新鮮桑椹。許多生機飲食店都有販售瓶裝的桑椹汁，有的標榜內含果粒，有的訴求100％原汁。無論哪一種，只要品質純正都可將之直接飲用，或搭配其他的天然果汁調成綜合果汁。

　　櫻桃的產期雖然不長，但現在進口的櫻桃來自南北半球各國家，所以不難在大型超市或市場買到新鮮的櫻桃。類風濕關節炎患者常吃櫻桃有益病情，但是切

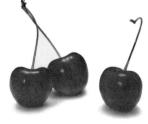

忌不可以過量。因為，櫻桃的屬性較溫；而發炎的人最忌諱吃溫熱屬性的食物。所以，吃櫻桃要適可而止，不可吃過量，否則反而會讓病情惡化。

＊辛香類：大蒜與薑

　　屬性溫熱的大蒜與薑，只要適量攝食，對於舒緩類風濕關節炎的疼痛也有相當好的功效。我們把大蒜切成蒜末，薑切成薑絲。煮菜或煮湯時添加一點蒜末或薑絲，就能讓關節僵硬或疼痛的情況得到舒緩。

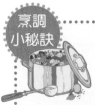

烹調
小秘訣

保存與取用蜂王漿的訣竅

蜂王漿因為放冷凍庫，整罐膏狀物變得很硬。有些人經常將整罐拿出來等它軟化，殊不知，每天這樣子拿上拿下，經常退冰，蜂王漿很快就壞掉了。所以，取用蜂王漿有以下兩個訣竅。

＊用小碟子分裝再冷藏

首先，把蜂王漿取出來讓它在室溫裡軟化。然後準備幾個小型陶瓷碟子，大小約能夠裝每次取用的分量即可。將蜂王漿倒在淺碟裡，薄薄地攤成一層。然後再將一盤盤盛好蜂王漿的小碟子放入冷凍庫，即使結凍，因盤子光滑，蜂王漿薄薄一層，用力一挖便鬆脫，很容易取食，不必等退冰。

＊用非金屬湯匙挖取

還有，挖蜂王漿千萬不能用鐵器（包括不鏽鋼），必須用非金屬的器皿，如：木匙、塑膠匙、陶匙等才可以，蜂王漿會與金屬發生化學變化，會破壞營養成分。

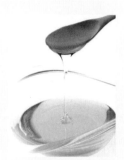

＊五穀類：薏仁與栗子

薏仁跟栗子，可加在米飯裡煮
成三餐的主食。無論加入糙米飯、
黃豆糙米飯或五穀米飯，加些薏仁跟栗
子，不但別有風味，而且有益於病情的改善。

＊蜂王乳

蜂王乳又叫做蜂王漿。蜂王乳如果不冷凍，很快就會壞
掉，應該擺在冰箱的冷凍庫裡，才能確保品質不壞。每次要用
時，再把蜂王漿取出來，一次的食用量約3g。

改善類風濕關節炎的驗方

以上講的是對類風濕關節炎適宜的食物，接下來談談如何
讓這些食物變成日常生活的餐飲。

● 早餐

首先，推薦「栗子糙米粥」，可當作早餐的主食。

＊主食：栗子糙米粥

栗子糙米粥

材料：栗子（乾品）30g，糙米50g。

作法：

1. 栗子泡軟切碎，糙米洗淨加水300cc浸泡4小時。

2. 二者一起入電鍋蒸煮至熟爛，即可趁熱進食。

3. 可酌加紅糖調味，有助於補充微量的礦物質，改善類風
   濕關節炎。

＊配菜：什錦菜

　　以「栗子糙米粥」當做早餐主食時，可再搭配一盤什錦菜一起吃。什錦菜的種類要多些，如海帶＋胡蘿蔔＋小芹菜＋高麗菜＋大黃瓜＋南瓜等，食物的種類一多，自然營養就比較完整，免疫系統才容易回復正常。

＊營養補給品：天然綜合維生素

　　在早餐飯後吃一顆天然綜合維生素。必須慎選品質，一定要天然的才可以，因人體所需的營養素十分複雜，不見得從三

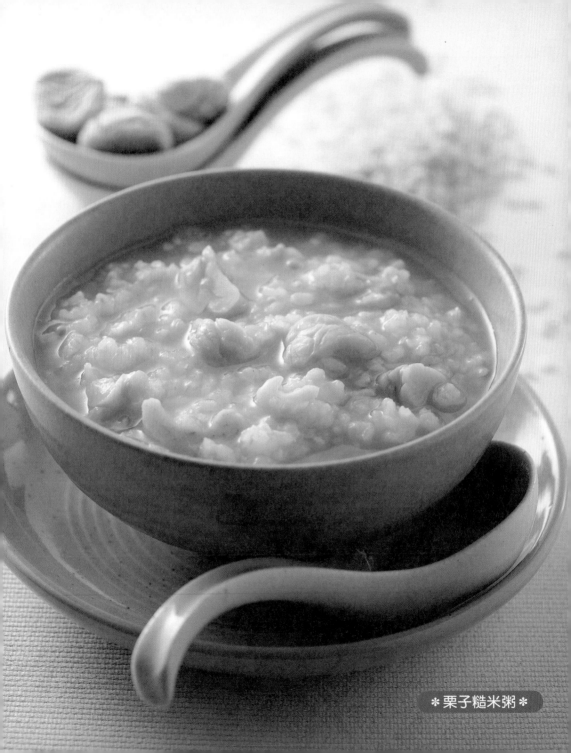

＊栗子糙米粥＊

餐能夠完全補充到，所以一些人體必需的微量元素，就得從天然綜合維生素中攝取，如此才能讓病情早日得到改善。

●兩種對症飲料

其次，建議只喝兩種對症飲料。第一種「艾草紅棗湯」可以疏通氣血，改善痠痛，第二種「冬瓜利尿湯」可以利尿排毒，消腫消炎。

＊疏通氣血的艾草紅棗湯

艾草紅棗湯有點苦，但很有效。前陣子，我有個朋友全身痠痛，坐立難安，結果他喝了艾草紅棗湯後，很快地痠痛的情

艾草紅棗湯

材料：艾草（乾品）2兩、紅棗15粒。

作法：

1. 紅棗洗淨、切開去籽；艾草洗淨。

2. 將所有材料加水3000cc，先浸泡10分鐘，以大火煮滾，轉小火續煮20分鐘，濾渣即可飲用。

3. 若無糖尿病或腫瘤，可酌加紅糖調味。

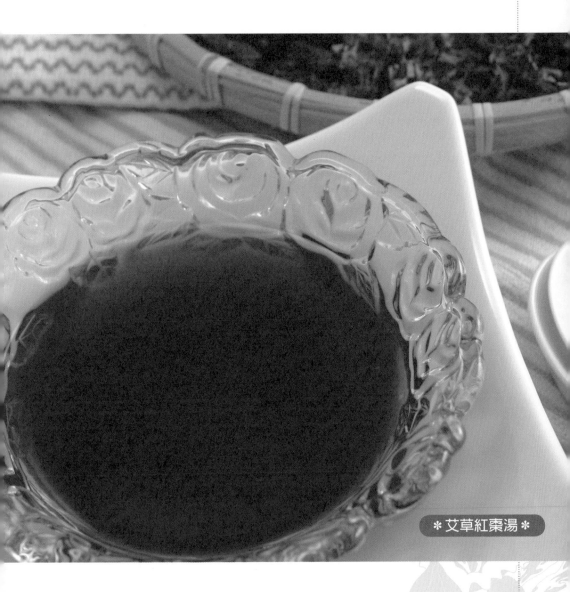

＊艾草紅棗湯＊

況就得到了改善。因為艾草紅棗湯可以促進氣血循環，對於類風濕關節炎的幫助當然就顯而易見了。

＊利尿排毒的「利尿冬瓜湯」

　　「艾草紅棗湯」與「冬瓜利尿湯」二者輪流交替飲用，連續喝6個月，類風濕關節炎便能顯著改善。

利尿冬瓜湯

材料：冬瓜300g、老薑4薄片、玉米鬚（乾品）15g。

作法：

　1. 冬瓜皮、冬瓜肉與冬瓜子先用刀切分開，再將冬瓜子切碎。

　2. 玉米鬚洗淨後，與冬瓜皮、冬瓜肉、冬瓜子、老薑一起放入鍋內加水1200cc，大火煮滾後，小火續煮30分鐘，濾渣後可喝湯並吃冬瓜肉。

　3. 若無糖尿病或腫瘤，可酌加紅糖調味。

＊小叮嚀：玉米鬚因為曝曬很久，所以容易沾染灰塵，必須徹底清洗乾淨。

烹調
小秘訣

食 療 的 概 念

- 食療很難立竿見影，要耐心吃段時間才能徹底改善身體。
- 對症飲料若要喝出功效，必須每天飲用1200cc以上，並且應該喝三天停一天，或喝六天停一天。
- 食療不是藥，不可能當天見效，必須連續10天以上，才能看到食療的功效。

改善類風濕關節炎最有效的方法

我們之所以會發生免疫系統失調的疾病，都是長期生活作息與飲食內容不當，因而慢慢累積所造成的。

所以，當出現這些病症時，一定要先探討病因。不論何種病因，都必須立即更正，要不然，只靠醫療是沒有辦法根治的；即使你很幸運地控制住病情，遲早也會復發。所以，對付類風濕關節炎一定要先改變體質，讓免疫系統回復正常，調整免疫系統可以靠「果菜汁斷食法」，果菜汁斷食法能激發人體的潛能，讓不正常的生理現象逐漸回復正常。（關於斷食法，請參考附錄：斷食）

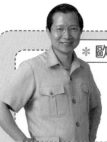

* 歐陽老師的叮嚀 *

類風濕關節炎的
自然療法

　　類風濕關節炎在正統醫療上是很難根治的，但在自然療法上卻有許多成功的案例。

　　類風濕關節炎在自然療法上，有兩個很重要的方向：

1. 嚴格避開禁忌食物，如玉米、小麥、馬鈴薯、甜椒等，這些都是很容易犯錯的，只要平常吃錯了，病情就很難得到改善。

2. 進行天然果菜汁斷食，這是目前改善類風濕關節炎最有效的方法，一天喝9次的天然果菜汁，斷食時間可長可短，先從三天作起，再進展到五天、七天、十天，甚至於二十一天。不僅安全容易進行，而且十分經濟有效。

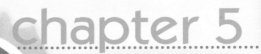

chapter 5

肝病

　　肝病已連續多年被列入國人死亡十大原因之一。據衛生署統計，每年因癌症死亡的男性以罹患肝癌最多；再加上台灣是B型肝炎流行區，各種肝炎病毒的猖獗更助長了罹患肝病的比例。以Ｂ型肝炎來說，至少有95%的成人感染過Ｂ型肝炎，每五到七位成人就有一位是B型肝炎帶原者。許多因病毒感染的急性肝炎，也會變成慢性肝炎；慢性肝炎的患者若長年不好好保養身體，很容易就會從肝炎轉成肝硬化，甚至變為肝癌。

【肝病的種類與預防】

　　由於肝臟在病變初期，症狀並不明顯；多數人往往是到了肝癌末期，才發現自己罹患肝病。到病入膏肓的階段，才發現健康出了大問題，這時已為時太晚了。如果，我們平時就能注意養生，做好保護肝臟的動作，在肝病初期及時進行調理；甚至在肝病症狀變得嚴重的階段仍不放棄，積極地進行飲食調養，肝病就一定會好。肝的再生能力最強，只要調養的方向對了，肝病是痊癒得最快的。

●毫無怨尤的內臟：肝

＊體內的解毒大本營

　　肝臟對於人體健康影響甚鉅。無論是食物營養素的吸收、運送與儲存，或是廢物、有害毒素的處理與代謝，全都由肝臟控管。當肝功能低下時，我們所吃進去的飲食與藥物，就沒法獲得有效的消化與代謝，因而會在體內逐漸累積毒素，嚴重危及健康。

＊70%的肝炎無症狀

　　肝臟可說是毫無怨尤，日日夜夜為人體進行掃毒。因為肝不像其他內臟神經密佈，可說幾乎沒有神經通過，以致於當肝臟發生病變時，很難發出疼痛的警訊。像是肝臟發炎時，除了急性肝炎的症狀比較明顯外，近七成的患者對於自己的肝臟已有毛病仍渾然不知。如果，肝臟的部位產生疼痛感，多半病況已相當嚴重了，通常是連包覆肝臟的外膜組織都壞死了，這才會產生疼痛。

＊再生力最強的器官

　　若得知自己罹患肝病時，也別慌張沮喪。因為肝細胞的再生功能非常強，只要保有五分之一的肝臟，身體就能維持正常運作。我曾聽說有個兒子很孝順，他把自己的肝臟切一半移植給肝病的爸爸；過沒多久，兒子原本只剩下一半的肝臟很快又長齊全了。

　　所以，罹患肝病的人不要擔心，只要趕緊改善生活作息與飲食內容，早睡早起，在晨間運動，並加強三餐的營養，五大營養素要均衡完整，很快的，就會看到肝指數回復到正常。

●肝病的定義

本章所說的「肝病」，泛指所有的肝臟病變，包含各種肝炎、肝硬化與肝癌等。

「肝炎」指的是肝臟發炎，肝細胞因外來物質或病毒而壞死。「肝硬化」則在因肝細胞壞死之後，再生的肝細胞不健康，組織開始纖維化，使得肝臟變硬、肝功能低下。至於「肝癌」，則是因為肝細胞癌變，癌細胞侵害正常組織。

如果，我們懷疑自己可能有肝病的話，除了要立即調整飲食與作息，更重要的是要儘速到大型醫院或檢驗所進行相關的醫學檢驗。這些檢查出的各項數據，不但可幫助判斷肝臟的健康狀況、機能是否正常，並可作為治療的重要依據。

肝病患者的生活原則

罹患肝病必然事出有因，A型、B型、C型等肝炎與猛爆性肝炎，甚至演變到肝硬化或肝癌，除了因為先天遺傳或病毒傳染之故，更多的人是因為晚上睡眠不良、經常熬夜或是菸酒過量，因而形成嚴重肝病。

●早睡早起

　　肝臟早晚不斷地工作，只有在夜深人靜的時刻才得到歇息，進行修補。所以，如果我們半夜一、兩點還沒有進入熟睡狀態的話，肝臟就無法獲得休息。因此，提高睡眠品質並且早睡早起，乃是護肝的第一要訣。

　　尤其對罹患肝病的人來說，睡眠品質更是重要。如果，不得已必須熬夜的話，隔天也應充分休息，讓身體睡到飽，千萬不可連續幾天熬夜，否則一定會加速病情惡化。（關於提升睡眠品質，可參照第一冊《失眠》）

●飲食清淡

　　在消化系統中，肝臟負責分泌膽汁來乳化脂肪，以便人體吸收；同時還會視狀況，分泌肝醣來調節腸道吸收醣分、油脂的比率。所以，如果我們的飲食過油、過甜或熱量太高，肝臟的工作負荷就會變得很重，久而久之就會出現問題。

●營養要均衡完整

　　罹患肝炎的人，不但要讓肝臟減少負擔充分休息，也要讓

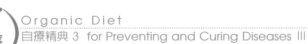
受損組織得到完整的營養，才能順利進行修補。脂肪、澱粉、蛋白質、維生素與礦物質都有助於肝細胞的再生。

●不亂吃藥

肝臟負責體內的毒素代謝，也就是所謂的「解毒」與「排毒」，藥入體內後，也成為一種肝臟的負擔，藥吃多了，肝臟的工作負擔也會跟著加重。因此能不吃藥最好不要吃，以免傷肝。尤其是罹患肝病的人，肝臟機能已經衰退，解毒與代謝的效率不如以往。此時所吃進去的藥物，留在體內無法排出，久了就成為毒素，這非但加重藥物的副作用，更有可能會因藥物中毒而引發猛爆性肝炎，不可不慎。

肝病患者的飲食方針

●飲食三大禁忌

1. 禁吃辛辣：辣椒、胡椒粉、咖哩、芥末等熱性的辛香類調味料，以免徒增肝臟的負擔。
2. 戒掉菸酒：菸與酒不但會直接損害肝臟細胞，同時會降低免

疫力。

3. 避開炸、煎、燻、烤食物：這些食物不但屬性燥熱，又是高脂、高熱量的食物，吃進體內不僅會上火發炎，更會造成血液黏稠。

●不同症狀的飲食注意事項

罹患肝炎或肝機能失調的人，經常會有火氣大、水腫、消化不良等現象。

＊火氣大的人

經常口乾舌燥、便秘的人，除了以上三項禁忌之外，也應禁吃餅乾、麵包、糙米麩、五穀粉、芝麻粉等烘焙食品。

＊水腫的人

- 低鹽飲食：由於過量的鈉會留住體內水分，導致水腫。所以飲食要少鹽，調味清淡。即使短時間（三天）完全不攝取鹽分，也有助於減輕病情。

- 加強利尿：解渴飲料以一些利尿的湯飲為主，有助於排除體內多餘的水分，如利尿冬瓜

湯或蓮藕湯等。

●常吃紅豆：紅豆利尿，常吃有助於排尿。但是不可吃加太

多糖的紅豆湯，宜將紅豆加入五穀米或糙米，煮成紅豆

飯，常吃紅豆飯有助於消除水腫。

＊消化不良的人

腸道內的氣體過多會影響消化與吸

收。當發覺消化不良時，應避免吃產氣食物。產氣食物是指馬

鈴薯、地瓜、南瓜、芋頭、牛旁、大豆等。

＊肝癌患者要禁糖

因為癌細胞是依賴血糖而成長的。吃了太多甜食，血糖上

升一定會助長癌細胞的生長。所以不管是哪一種癌症患者，都

須嚴格禁止糖類的攝取，避吃所有甜食。

肝癌患者的日常飲食必須是少油、少鹽、禁糖。

●有益肝臟的關鍵食物

接下來要談的就是一些適合養肝的食物。

＊優質蛋白質

肝細胞的再生能力特強，只要睡眠充足，營養均衡完整，

肝病就能逐漸痊癒。

　　蛋白質有益於細胞的再生與修復，因而對肝病的康復十分重要。優質蛋白質可從蛋、奶、魚、肉與黃豆製品、藍藻與啤酒酵母等取得。

* 適量維生素

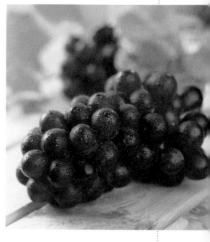

　　新鮮的蔬菜水果富含各種維生素。像是維生素A、B群、C、E，有助於肝臟的新陳代謝與組織的修補。例如甘蔗、釋迦、奇異果、香吉士、龍眼、木瓜、芭樂、葡萄、蘋果、水蜜桃、南瓜，以及啤酒酵母都是不錯的選擇。

　　然而肝癌患者要避開甜份高的水果，例如甘蔗、釋迦、哈蜜瓜、芒果、榴槤等一定要禁食，一般肝病患者則可以吃。

* 高鹼性食物

　　紫菜、海帶與山楂都是高鹼性的食物，不但可幫助改善易致癌的酸性體質，還有「散瘀」、「化積」的功能。所謂的「散瘀」，也就是能打散瘀血、減少腫瘤發生的機率；至於「化積」，則是指能消掉腹水、減輕手腳腫脹。因此，罹患肝

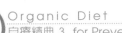
病的人，應該經常吃紫菜、海帶與山楂。

＊利尿通便降火的食物

　　肝臟出了毛病，排毒機能與新陳代謝就會混亂。這時，我們藉由利尿、通便、降火的食物，來促進排毒，肝臟將因此獲得休養，組織發炎也能獲得改善。

　　常見的利尿、通便、降火的食物有：
白蘿蔔、大白菜、莧菜、空心菜、芹菜、大黃瓜、小黃瓜、絲瓜、苦瓜、葫蘆瓜、冬瓜、竹筍、蓮藕、海帶等。
常以這些食材來料理日常三餐，就能幫助肝臟更健康。

適合肝病患者的三餐菜單

　　調養肝病並不難，我們先從改善三餐的飲食做起。

●早餐

　　先喝1杯「精力湯」，再吃1碗「薏仁綠豆地瓜湯」，餐後再吃一顆天然綜合維生素。

＊薏仁綠豆地瓜湯

　　薏仁利尿且抗癌，綠豆清熱消火能解毒，地瓜則可幫助通便。

薏仁綠豆地瓜湯

材料：綠豆40g、薏仁120g、地瓜100g。

作法：

1. 綠豆、薏仁洗淨後，浸泡於1500cc的沸水中約半小時使之軟化；地瓜洗淨、去皮、切丁。

2. 將綠豆、薏仁與浸泡的水放入鍋中合煮，滾後轉小火續熬煮至熟爛。

3. 再加入地瓜丁，以小火續煮15分鐘，地瓜丁略呈金黃透明色即可。

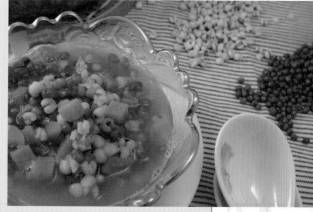

＊小叮嚀：冬天宜加薑1片。

※這道薏仁綠豆地瓜湯每次可煮一大鍋。吃不完的話，還可分小袋密封包妥，擺在冰箱冷藏室可放兩天，擺冷凍庫裡就能保存十天半個月，宜趁新鮮儘速吃完。

烹調
小秘訣

如何變化口味

倘若每天早餐都吃薏仁綠豆地瓜湯，日子久了必然吃膩。應該經常變化其中的食材，食療效果會更高。

- 豆類：可將綠豆改成紅豆。綠豆性涼，紅豆則是平性，兩者交替吃可求得平衡。
- 雜糧：薏仁可與燕麥做替換。因為兩者都有降低血脂肪的功效。像是三酸甘油脂高或膽固醇高的人，常吃薏仁或燕麥就能獲得改善。
- 澱粉類：地瓜可改成南瓜。兩者都帶有豐富的纖維、多種營養素與原始甜味。

＊精力湯

屬於生食類的精力湯，富含蔬果特有的天然酵素。酵素能活化我們的內臟，提高生理機能。因此，每天上午喝杯精力

湯，對肝臟的修復特別有益。

　　精力湯的材料以芽菜、有機蔬菜、各種水果與營養補給品為主。

精力湯

材料：苜蓿芽150g、有機蔬菜二種（約300g）、海帶芽（乾品）1g、腰果5粒、奇異果1個、蘋果1個、番茄1個、三寶粉（大豆卵磷脂、小麥胚芽、啤酒酵母）各5g。

作法：

1. 奇異果、蘋果洗淨去皮切丁；番茄洗淨去蒂切塊。

2. 海帶芽與腰果用沸水浸泡10分鐘、瀝乾。

3. 苜蓿芽洗淨，有機蔬菜洗淨、切碎。

4. 所有材料放入果汁機中，加200cc冷開水、三寶粉，充分攪拌均勻，便可趁鮮進食。

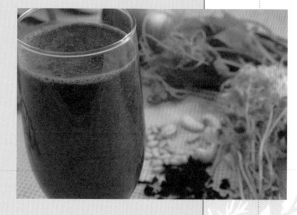

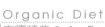
依上述份量所製成的精力湯約有700cc。一人每次只喝350cc。因為精力湯不可久放，必須現打現喝，打一次可分給兩個人喝。

每天早餐先喝杯現打的精力湯（約350cc），20分鐘後再吃碗薏仁綠豆地瓜湯，最後再吃一顆天然綜合維生素。這樣的組合在早餐吃，肝病就會好得很快。

●午、晚餐

午餐可與晚餐的內容類似，原則上飯前先喝碗瓜類湯，然後再吃五穀米飯或糙米飯。這樣子便能獲得完整的營養素與豐富的纖維，可促進新陳代謝，加速肝臟的復原。

＊瓜類湯

能夠降火又利尿消腫的瓜類湯，可在湯裡面加上完整的菜料，使營養更均衡完整，菜料如下：

1. 瓜類：瓜類湯是以可利尿的各種瓜為主，例如：冬瓜、絲瓜、苦瓜、葫蘆瓜或大小黃瓜，都是很好的食材。

2. 蔬菜類：可在湯裡加入4種不同性質的蔬菜：

   ❶小芹菜，可促進代謝與循環，亦可改成大芹菜、青蔥、

洋葱、香菜或香椿。

❷胡蘿蔔可補血，亦可改成紅莧菜、紅鳳菜、南瓜等。

❸高麗菜，屬於十字科類，可助於防病抗癌，亦可改成小白菜、青江菜、油菜、綠花椰菜、白花椰菜、白蘿蔔、大頭菜、芥藍菜、芥菜或西洋菜。

❹馬鈴薯，有助通便，亦可改成芋頭、地瓜、蓮藕、牛蒡等。

3. 菇蕈類：除此之外，也要加入菇蕈類。例如：香菇、金針菇、草菇、洋菇等。

4. 海藻類：海帶、紫菜或其他海裡的植物，鹼性度最高，一定要加入，其中以海帶為最理想。

5. 大豆製品：最後，再加入豆皮或豆腐之類的豆製品，就可補充到優質植物性蛋白質。

＊五穀米飯或糙米飯

吃完湯再吃飯，米飯裡一定要添加五穀雜糧，使營養升級。以下是特好的添加內容：

1. 黑芝麻：五穀米或糙米裡最好再添加黑芝麻，黑芝麻含有豐

富的鈣質及各種營養素,能防止骨質疏鬆,並有延遲老化的功效。

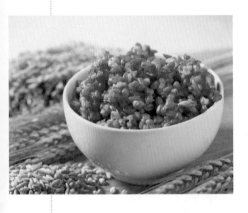

2. 栗子:若針對虛弱的體質,煮飯時可加入能增強元氣的補性食物「栗子」。將乾栗子泡軟後切碎,加入米食中一起煮,每碗飯要包含3~5粒的栗子。

3. 牛蒡:最好再加入富含鐵質與粗纖維的牛蒡,將牛蒡切成細絲,加入米飯中一起煮。牛蒡不僅可幫助通便,還能促進荷爾蒙的分泌。只要荷爾蒙分泌的量能維持平穩,內臟機能就容易回復正常。

＊什錦菜羹飯

若不能喝湯的人(例如胃脹的人,飯中飯後均不宜喝湯),可將瓜類湯省略,將所有該吃的菜加入米飯中,煮成什錦菜飯,這些什錦菜可成一大鍋,用半生半熟的方式,清淡調味(可用橄欖油、粗鹽、素G粉等),然後放冰箱冷藏,煮一次可應付1~2天,再吃時必須先加熱,因為半生半熟經再煮後,硬度剛剛好,不會顯得太軟難吃。

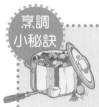

烹調小秘訣

自製香濃可口的勾芡料

　　市售的勾芡粉有很多種類，主要是用根莖類的澱粉製成的，最常見的就是地瓜粉或太白粉。但是，我個人則喜歡以馬鈴薯水來勾芡，既香又好吃。烹調時，以攪拌好的馬鈴薯水當作勾芡料，料理的味道就會變得香醇滑嫩。

馬鈴薯原汁

材料： 馬鈴薯2個（約300g）。

作法：

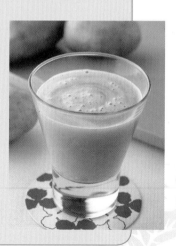

1. 馬鈴薯不可有綠皮或長芽，洗淨後將表面上所有的芽眼用尖刀挖掉。

2. 不要削皮，切塊用分離式榨汁機榨出原汁至少150cc。

3. 沉澱3分鐘，底部澱粉不吃，只喝上層澄清的汁液（沉澱的白色澱粉勿丟，曬乾後可當勾芡的粉使用）。

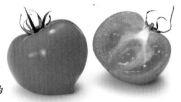

＊一顆番茄

　　生機飲食必定要提到「生食」。飯後
生吃一顆番茄，可以防病又抗癌，這是因為
番茄含有豐富的茄紅素，可以降低體內自由基對細胞的傷害。

　　我們常說：胃腸不好的人飯後千萬不要吃水果，因為水果
若與飯菜混合吃，就會造成水果在胃內的停留時間過長，水果
中的果糖便會與胃液接觸太久，二者相碰就會引起異常的過度
醱酵，造成胃脹、消化不良。但是若在餐後吃顆番茄倒無妨，
因為番茄不屬於水果，甜度不高，果糖含量甚低，比較不會引
起異常醱酵。

　　不過，飯後究竟要吃生或熟的番茄，則要看體質而定。
體質偏寒涼的人，建議先汆燙番茄，甚至煮熟後再吃。番茄含
有茄紅素，有益健康；茄紅素是脂溶性的維生素前驅物。若想
更有效吸收到脂溶性的茄紅素，不妨加熱番茄，同時淋點橄欖
油，不但更香甜也有助於人體養分的吸收。但是，番茄經過烹
煮後，裡面的酵素就會被高溫破壞。站在生機飲食的立場，我
比較建議生吃番茄，雖然茄紅素吸收率低一些，卻可以保住珍
貴的酵素，所以番茄有時可熟吃，有時也要生食，各有優點。

調養肝病的保健飲料

　　當肝病發生時，日常的解渴飲料，可改成對症的湯飲。

● 保肝利尿湯

保肝利尿湯

材料：大麥芽50g、茵陳50g、陳皮25g。

作法：所有材料加水3000cc合煮，大火滾後轉小火續煮20分
鐘，濾渣冷卻即可飲用。

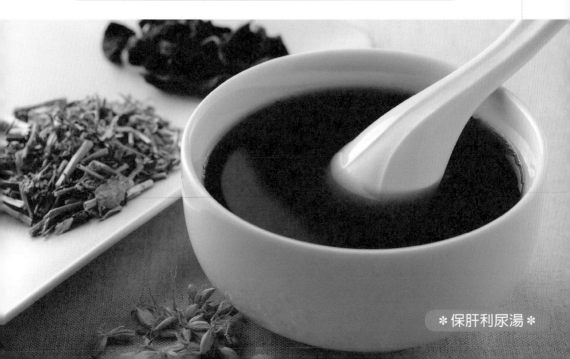

＊保肝利尿湯＊

　　這道保肝利尿湯有點藥味，但味道不會很苦，宜當作整天的解渴飲料。因為這道湯飲具有藥性，不能天天喝，可與「五行蔬菜湯」輪流交替飲用。

烹調小秘訣

大麥芽與陳皮的選購要訣

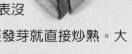

　　選購大麥芽時要注意品質。有鬚芽的才是「大麥芽」。大麥芽，顧名思義，它必須先長出芽之後才乾燥製成藥材。如果外表沒有鬚芽，就代表是一般的大麥種籽未經發芽就直接炒熟。大麥芽與大麥種籽的功效相差甚遠，千萬別買錯了！

　　由橘子皮乾燥而成的陳皮，最忌諱發霉，在購買時，最好先鼻聞以確認品質。好的陳皮帶有一股清香，倘若有霉味或腐臭味，便是品質不良，吃了不但無益還可能傷害身體。

●五行蔬菜湯（抗癌蔬菜湯）

　　五行蔬菜湯不但可以改善肝癌，還可預防許多慢性疾病。像是對於肝炎、肝硬化都很有幫助。

　　五行蔬菜湯顧名思義，是由五種顏色的蔬菜熬煮而成。雖然目前市面已有販售小袋裝的即溶包，買回去之後只要加水煮過便可飲用。不過我還是鼓勵大家用生鮮的食材熬煮，自己熬煮的五行蔬菜湯香氣特別濃，功效也一定更好。

　　煮好的五行蔬菜湯濾掉菜渣，菜渣可留下來當做小菜，湯汁則當成每日解渴的對症飲料，一天至少喝2500cc。

※任何保健飲料若要喝出效果，至少每天喝1200cc以上。

五行蔬菜湯

材料：胡蘿蔔1/2條、白蘿蔔1/4條、白蘿蔔葉酌量（全株的葉使用1/2即可，若只是白蘿蔔蒂頭上的短莖，便需2個才夠）、牛蒡1/2條、香菇2朵（要經陽光曝曬2天以上）。

作法：所有材料洗淨後，連皮切碎，加水3~4倍。滾後小火再煮60分鐘，濾渣即可飲用，所剩的菜料可留待日後當作佐菜。

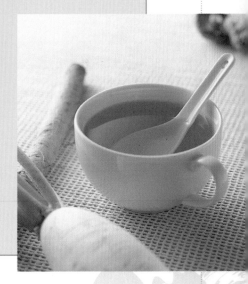

日曬後的香菇可產生維生素Ｄ

維生素Ｄ可幫助人體吸收其他營養素，尤其可以預防骨質疏鬆。最好買生鮮的香菇，洗淨後放在大太陽底下曝曬成乾。若無法購買到生鮮香菇，也可把市面上販售的香菇（乾品）拿到大太陽下補曬個兩天以上，同樣會產生維生素Ｄ的效果。

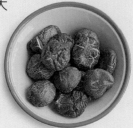

調養肝病的果菜汁

除了上述的對症飲料外，新鮮的果菜汁也要每日補充，護肝的效果才會更好。

●五汁飲、淨血蔬果汁

「五汁飲」的苦味來自苦瓜，甜味則來自蘋果，這杯綠色的五汁飲不但能消炎抗癌，也是令人津津樂道的減肥果菜汁。

除了五汁飲之外，再以「淨血蔬果汁」搭配輪流飲用，這兩種果菜汁對肝病的調養特別有效。

「淨血蔬果汁」帶有胡蘿蔔的淡淡香甜味，甜度不高，所以癌症病人也可放心飲用。（五汁飲與淨血蔬果汁的做法請參見本書第一章《癌症—— 抗癌的生機飲食調理》四種抗癌蔬果汁）

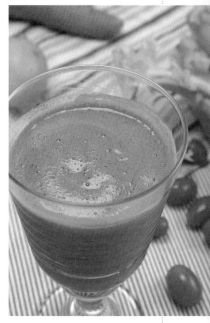

調養肝病的營養補充

罹患肝病時，必須要加強營養，以促使受損的肝細胞能獲得充足的養分，使之有能力更快康復。

●營養素有助於肝病早日痊癒

以一般人的飲食狀況來探討，平常所吃的脂肪、澱粉或蛋白質往往過量；微量元素、礦物質以及維生素的攝取卻嚴重不足，而後三者才是幫助細胞修補的最重要成分。所以，當我們調養肝病時，應加強補給這些營養素，讓身體早日補足長期所

欠缺的營養，進而促使肝細胞再生。

●富含礦物質與維生素的營養品

含有豐富的礦物質與維生素的營養品有：三寶粉、糖蜜、粗鹽、優格（優酪乳）、液體的酵素與蜂膠。

＊三寶粉

三寶粉就是大豆卵磷脂、小麥胚芽與啤酒酵母，因為這三種食物的養分非常好，因此合稱「三寶粉」。

大豆卵磷脂是細胞膜的主要成分。因此，常吃大豆卵磷脂可以讓細胞更為堅固，不易有癌細胞的病變。而且，大豆卵磷脂可以降低血脂肪，能有效預防脂肪肝，因此可降低肝硬化與肝癌的罹患率。大豆卵磷脂對於腦細胞是很重要的營養補充品，常吃就不容易記憶力減退、老年痴呆。由於大豆卵磷脂可以預防老化，所以又有「吃的美容品」的美稱。小麥胚芽有維生素E的成分，可以活化內臟機能；而啤酒酵母有豐富的維生素B群，除此之外，它還是一種優良的蛋白質。

我們可將對人體具有高效營養補給的三寶加入早餐裡，無論是稀飯或果汁裡面，或直接加入溫開水調勻均可。

＊糖蜜

糖蜜是蔗糖提煉過程中的副產品，當紅糖精製成砂糖的最後階段，糖汁會分成糖蜜跟糖結晶。糖結晶就是我們所吃的砂糖顆粒，而糖蜜以往都當作廢物丟掉，或是當作飼料的成分。直到後來有人發現糖蜜營養價值非常高，才開始將之加工成營養補給品。

糖蜜含有非常豐富的鐵與鈣，因此特別受人重視。若要預防骨質疏鬆或改善貧血，食用糖蜜再好不過了！它的吃法非常簡單，只要將它加入果汁或直接以開水調勻來喝。經常飲用可以補充多種礦物質，特別是鈣與鐵。糖蜜在一般生機飲食店都可買得到，進口的糖蜜通常甜度較高，國產的糖蜜，有一種比較不甜，罹患肝癌的朋友，比較適合吃不甜的糖蜜。

＊粗鹽

現在比較少人拿粗鹽來烹調食物。其實，粗鹽的成分比精製過的鹽巴還要好；常用粗鹽來調味，不但料理更甘甜，更可攝取到多種的礦物質。

地球表面含有多種礦物質，這些礦物質能滿足人類健康所需。這些存在土壤岩石裡面的礦物質，因為雨水刷洗之後溶

解出來，經由河川最後流入大海。所以，海水含有人體所需的所有礦物質。而海水經過太陽曝曬所形成的粗鹽結晶，就含有人體所需的礦物質。但一般家裡所使用的精鹽成分卻只有氯化鈉，與粗鹽完全不同。所以為了健康，應該改用粗鹽來烹調。

※至於家裡用不完的精鹽，丟掉未免可惜。氯化鈉是很好的天然消毒劑，可利用只含氯化鈉成份的精鹽來洗水果或泡澡。

●保肝特調優酪乳

　　肝功能不好的朋友，不妨用優酪乳加上酵素、糖蜜與藍藻。經常飲用這道飲品，原本受損的肝功能很快就能恢復正常。這些食材在市面上都很容易買到，而且調配的方法也十分簡單。大家不妨自行調配。

護肝優酪乳

材料：優酪乳200cc，酵素30cc，藍藻（粉狀）5~8g、糖蜜10~15cc。

作法：三者混合，充分拌勻即可趁鮮飲用。

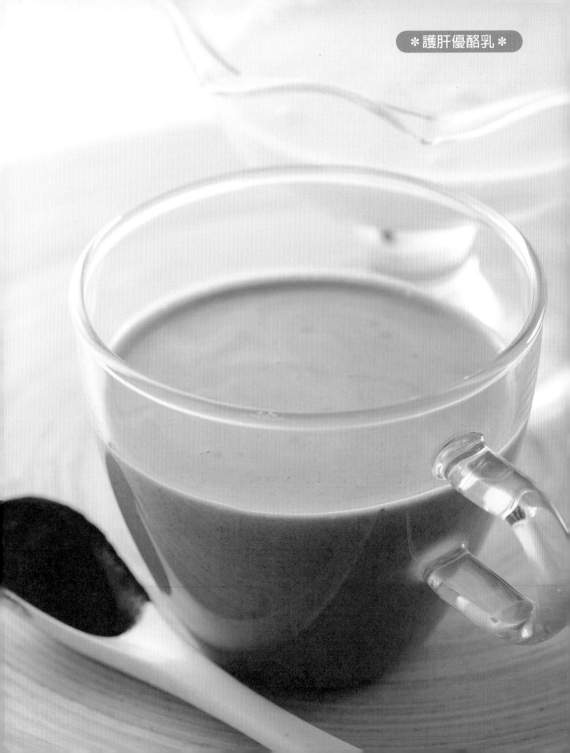

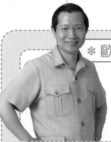

＊歐陽老師的叮嚀＊

治療肝病，
從改善生活與飲食開始

　　初期的肝病是沒有任何症狀的。在生活中發現自己很容易疲累，或小便逐漸變深黃時，便可能是肝出現了問題，此時一定要先到醫院做詳細的檢查，才能確定肝功能是否正常。

　　我們都知道肝臟出現毛病絕非短期內造成的，而是長期的生活不正常與平日飲食的偏差所導致。例如暴飲暴食、飲酒過量、濫用藥物、經常熬夜等。一旦發現肝功能異常時，也不要太驚慌，除了配合醫師的治療外，首先要將生活導入正軌，再加上正確飲食的調養，便能慢慢治療肝病的狀況。因為肝的再生能力非常強，只要給它適當的休養，就能很快得到改善。

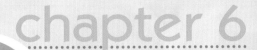

chapter 6

高血壓

　　高血壓是現代社會中常見的文明病。台灣
地區平均每天有五人因此而喪命。國人超過
四十歲以上的成年人，近四成患有高血壓；
生理機能退化的老年人更是罹患高血壓的高
危險群。

　　國人十大死因之一的高血壓，與腦血管
疾病和心臟病的關係相當密切。所謂的「高
血壓」，是因為血管縮小，導致血管壁承受
壓力超出標準的一種病症。有高血壓的人大
都很難察覺自己有這種病症，往往到了健康
檢查時才得知。但是，高血壓卻是引發腦中
風、心臟病等心血管疾病的重要原因之一，
也可能導致腎病，嚴重威脅生命，因此高血
壓又有「無聲殺手」的惡名。

【高血壓的病因與症狀】

　　高血壓患者有90％的比例是由外在環境所引起。現代生活壓力大，再加上許多人飲食不當，致使罹患高血壓的人越來越多。本章，我們就從生機飲食的觀點出發，探討高血壓的病因與症狀，並進一步介紹特效的飲食驗方。

　　所謂的「血壓」，指的是當心臟推動血液時在血管壁施予的壓力。當心臟收縮、血液從心室被推送出來時，血管壁所承受的壓力也最大，稱做「收縮壓」（高壓）；當心臟脹大、血液回流至心房時，血管壁所受的壓力變小，此時測量到的數據就是「舒張壓」（低壓）。

●高血壓的定義

　　血壓的高低因人而異。根據世界衛生組織（WHO）所公佈的標準：當我們在靜止狀態時測量血壓，正常的血壓值應為收縮壓小於140mmHg，舒張壓低於90mmHg。收縮壓若超過160mmHg、舒張壓超過95mmHg，肯定就是高血壓了。收縮

壓若為140到160mmHg，舒張壓90至95mmHg，稱為「臨界高血壓」。高血壓主要是從舒張壓來判斷，如果平均數值大於120mmHg，就應立即到醫院檢查，確認是否有高血壓。

※量度血壓的單位：毫米水銀（mmHg）

影響血壓高低的變數很多，比如說激烈運動後、情緒緊張或生氣憤怒，甚至連天氣寒冷也會促使血壓增高。若懷疑自己有高血壓的傾向，應該在不同時段，多測幾次，才能確定是否為高血壓。

●高血壓的症候群

高血壓沒有特別的徵兆，除非情況影響到腦部、心臟、眼部等器官，才會感到不適。比如說，血壓驟然從120mmHg跳至240mmHg，可能會劇烈頭痛、噁心或產生視覺障礙。

長年的高血壓患者不但會增加心臟負荷，進而引起腦溢血、半身不遂、心臟衰竭、心絞痛，心肌梗塞、腎硬化、尿蛋白，血尿、腎衰竭等症狀。高血壓也會導致三叉神經痛，發作起來真是痛徹人心。由於高血壓也可能會影響眼球的微血管，進而造成眼壓升高，甚至造成失明。

●導致血壓高的原因

高血壓的原因很多。先天遺傳的基因只佔10％的比例，90％的高血壓都是因為錯誤的生活與飲食所引起。也就是說，血壓的正常與否，跟平日的生活作息、飲食內容密不可分。

＊高脂、高膽固醇與高鈉的飲食

高血壓的人多半也會有血脂肪過高的現象。當血液裡面的膽固醇與三酸甘油脂濃度增高時，血液就會變得濃稠。相對地，心臟要推動這樣濃稠的血液就必須更加用力，因而造成血壓升高。

另外，鈉離子功用是平衡體內水份，過多的鈉會使水留在體內，而增加血壓及心臟的負擔，由此可知高血壓與飲食是息息相關的。一旦有高血壓症狀時，務必要避開高脂、高膽固醇及高鈉的食物。

＊抽菸、喝酒

抽菸、喝酒應有所節制，否則血壓也會升高。因為，酒精會造成血脂肪上升，進而使血壓居高不下。至於吸菸的壞處，乃是尼古丁會導致血管收縮，這不但增加心臟的負擔，讓血壓

升高，長期下來，血管很容易硬化並導致各種心血管疾病。

＊熬夜

常熬夜的朋友一定要當心！熬夜不但會引發高血壓，而且，對於罹患慢性肝炎（Ａ、Ｂ、Ｃ型肝炎）的人來說，最容易導致肝臟硬化。影響非常大！

罹患高血壓的人，要先從改善生活作息開始（每天要早睡早起，並養成運動習慣），飲食要節制（三餐要定時定量，素多葷少，少油、少鹽、少糖），這樣才能斷絕高血壓的病因。

高血壓患者的生活禁忌

前面提過，高血壓常與飲食有關，有些人是因為家族性遺傳。高血壓是造成中風的主要元兇，但是，我們也發現有些人雖有高血壓的遺傳但卻不會中風，這就是因為他的血管彈性很好，所以「不怕高血壓，只怕中風」，只要吃得正確，吃到血管彈性增強，自然就不必擔心血壓高、中風了。

●高血壓的禁忌食物

以下是易造成血壓升高的飲食，高血壓患者應避免：

＊濃茶與咖啡

濃茶與咖啡淺酌即可，如果喝過量，其中所含的咖啡因會引起腦部興奮，易造成血壓升高，所以濃茶與咖啡儘量不要喝。

＊葷食

雞、鴨、魚肉多含高脂肪與高膽固醇，至於新鮮的蔬菜與水果就沒有這方面的顧慮。

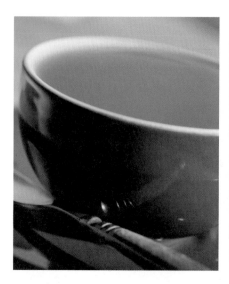

所以，如果血壓居高不下，不妨考慮吃全素。或素多葷少，譬如每週一、三、五吃全素；週二、四、六、日素多葷少，只要減少葷食，飲食少油、少鹽、少糖，血壓一定會降。

＊剩菜

有些家庭主婦基於節儉，常常將剩菜吃完。其實，以華人的烹調習慣，剩菜大多太油又太鹹，也就是高脂又高鹽。如果，覺得剩菜不吃很浪費，不妨把菜餚挑出來，瀝掉菜湯，過一下開水再吃，這樣就不會吃到剩菜裡面過多的油脂與鹽份了，當然最好控制每餐菜量，不要煮得過多。

＊麻辣火鍋等重口味料理

台灣大街小巷開了不少麻辣火鍋店，麻辣火鍋香辣濃郁，裡面的調味料放得特別多，像這種重口味的食物，一定不能吃，吃了血壓會更高。

＊濃湯

西式濃湯通常放大量的奶油，至於中式的濃湯，像是酸辣湯或各種羹湯，也常放些烏醋或肉燥，都是屬於高脂高鈉的食物，對高血壓患者十分不利。

＊醃漬類

醃漬的食物多半是以高糖或高鹽的方式，來延長食物的保存期，不論是自製的泡菜，或是已製成罐頭的加工食品。尤其是處在颱風多的台灣，這些具有方便性的醃漬食物，更是大多數家庭必備的食物。但是醃漬食物的鈉含量是特高的，對高血壓患者而言絕對是無形的殺手。

＊醬料

調味用的醬料不是過油就是過鹹，所以平常用餐的時候最好少用醬料。常見的醬料如：沙拉醬、沙茶醬、芥末醬、辣椒醬、豆瓣醬、香椿醬等，都要避免使用。

●穩定血壓的生活守則

＊保持情緒平穩

當情緒起伏時，副交感神經會亢奮，使得腎上腺素大量分泌，促使動脈收縮，進而造成血壓升高。所以，高血壓患者最怕情緒暴起暴落，情緒不穩常會導致血壓驟升，如此最容易引發腦中風，特別危險！

所以，高血壓患者遇到不如意的事情時，一定要馬上調適心情，迅速離開現場，獨自到安靜處，讓情緒穩定下來，這是最重要的關頭，一定要懂得自救。

＊避免太刺激的活動

過於刺激的活動會讓人緊張，使血壓上飆，譬如高血壓患者，在遊樂場所中，絕對不可搭乘雲霄飛車或參觀鬼屋。

＊嚴禁菸、酒、檳榔

除了不要抽菸喝酒，就連檳榔也要禁止，因為這些嗜好品都會刺激腦神經亢奮，進而使血壓升高。

＊不可熬夜晚睡

熬夜不但身心疲憊，更會使血壓上升，讓病情惡化。

改善高血壓的食療要訣

嚴守禁忌只是消極的做法，若要改善高血壓，更積極的做法是藉由日常飲食來降血壓。只要吃對食物，就能幫助調降血壓，使病情獲得控制。

●多吃蔬菜與水果

鉀、鎂是維持心臟機能的重要營養素，維生素B群則有助於脂肪代謝，維生素C可增強血管彈性，攝取葉酸能避免罹患心血管疾病。這些營養成分都存在於蔬菜水果之中。

多吃蔬菜水果一定可以調降血壓，所以高血壓的朋友平常應該多吃生菜沙拉、多喝果菜汁、多吃水果。用餐時搭配一盤速成泡菜或涼拌生菜更是有助於降血壓，而且一定要把握少油、少鹽、少糖的原則，保持飲食清淡。

●多吃粗纖維食物

宿便在體內囤積，不僅形成便秘，更會使健康惡化。高血壓患者在便祕時，更可能因為排便過於用力，造成血管破裂，

引發中風或心血管病變。

若要排便順暢，三餐就應該多攝取粗纖維食物。常見的粗纖維如：海帶、黑木耳、蓮藕、牛蒡、蒟蒻、蘆筍、空心菜、帶梗的地瓜葉等，這些食物都能促進腸道蠕動，有助於通便。最好一天能有兩次以上的排便，尤其睡前排便更是重要。（關於「睡前排便」，請參照第一冊第一章）養成睡前排便的習慣後，血壓就很容易逐漸回復正常。

●多吃可降低血脂肪的食物

血液裡的膽固醇或三酸甘油脂過高，血管就容易被堵塞，久而久之，血管壁的彈性就會變差，血壓便會因血管失去彈性而逐漸升高。因此，若要控制血壓，一定要先將血脂肪（即膽固醇與三酸甘油脂）降下來。

粗纖維有助於降低膽固醇與三酸甘油脂。富含纖維質的食物除了蔬菜水果，還有薏仁、燕麥粒與其它的五穀雜糧。建議不妨將薏仁、燕麥粒加到三餐所吃的米飯裡。只要三餐常吃到薏仁與燕麥粒，血脂肪就會逐日下降，血壓也必然隨之降低。

生機飲食常提到的「三寶粉」即是小麥胚芽、啤酒酵母與

大豆卵磷脂。其中的大豆卵磷脂就是調降膽固醇的特效食物。攝取大豆卵磷脂必須生活化。平日每次取用一茶匙（約5g），將大豆卵磷脂加入稀飯、果汁裡，或以開水直接調勻飲用，只要膽固醇降下來，高血壓的情況就容易獲得改善。

●多攝取維生素E

維生素E能增加血管壁彈性。血壓高並不可怕，可怕的是它的併發症，尤其是中風，嚴重者可能終生半身不遂，甚至危及生命。所以，高血壓患者應在平時多攝取富含維生素E的食物，以降低罹患中風的機率。

維生素E含量豐富的食物有小麥胚芽、黑芝麻、植物油、橄欖油、葡萄籽油、亞麻仁油、葵花油、麻油等。平常要儘量將它們融入三餐飲食之中，如早餐喝的果菜汁裡面可加入一匙小麥胚芽、煮米飯時灑點黑芝麻等，煮菜時酌量加一點植物油，都是攝取維生素E的好方法。

●調降血壓的特效果菜汁

接下來，介紹有助於改善高血壓的特效飲品。首先， 有高

血壓的朋友應該在兩餐之間喝杯五汁飲或淨血蔬果汁。只要持之以恆每日飲用，高血壓就能迅速改善。

＊五汁飲

「五汁飲」因為用了1/4條苦瓜，嚐起來有點苦味，但是加入蘋果，喝起來便甜中帶微苦，味道還算不錯。應該在兩餐之間喝「五汁飲」，有時可換成「淨血蔬果汁」。盡量在一天內喝一到兩次的五汁飲或淨血蔬果汁，對於降血壓特別有幫助。（五汁飲做法請參見本書第一章《癌症──抗癌的生機飲食調理》四種抗癌蔬果汁）

＊淨血蔬果汁

（淨血蔬果汁做法請參見本書第一章《癌症──抗癌的生機飲食調理》四種抗癌蔬果汁）

● 調降血壓的特效飲料

若以能調降血壓的青草茶來代替平日的解渴飲料，就更可迅速改善高血壓。

＊魚腥草茶

魚腥草茶對降血壓幫助很大，既能利尿通便，對於調整

血壓的功效更是一級棒！所以，高血壓的朋友若要喝降壓的飲料，首選便是魚腥草茶。（魚腥草茶的做法請參考本書第二章《帶狀疱疹——改善帶狀疱疹的驗方》加強康復的解渴飲料）

　　魚腥草茶因帶有藥性，不可以天天喝，應與「牧草高湯」輪流交替飲用，對降血壓的幫助十分顯著。

＊牧草高湯

　　牧草高湯是降血壓、降血糖以及抗癌的對症飲料，可煮一大鍋放冰箱冷藏（與魚腥草茶輪替），取飲前一定要先加熱。（牧草高湯的做法請參見本書第一章《癌症——抗癌的生機飲食調理》四種特效湯飲）

烹調小秘訣

青草茶超有效

　　日常生活中多喝有助於降血壓的對症飲料，便是特效的自然療法。當然有時喝白開水也無妨，但每天至少要喝到1200cc以上的魚腥草茶或牧草高湯，如此就能讓高血壓逐日降下來。

●改善體質的精力湯

除了三餐營養的調配與口渴時的對症飲料，每天再喝一杯特製的精力湯，對改善高血壓的體質特別有幫助。

「精力湯」是生機飲食的代表性食物，配方中廣泛採用新鮮的芽菜、有機蔬菜、水果、營養補助品，甚至於新鮮的藥草，一杯精力湯就囊括了人體所需的各種營養素與微量元素；更重要的是，精力湯含有豐富的酵素，可以促進新陳代謝、提升內臟的機能，對降血壓有顯著的功效。

精力湯的材料可以千變萬化，在此，我們針對高血壓調配出以下配方，建議有高血壓的朋友不妨經常飲用。

這杯精力湯不僅有助於改善高血壓，對於一般的慢性病也十分有效。每天早餐喝一杯精力湯（約300~500cc），不出一個月便能看到顯著的功效。

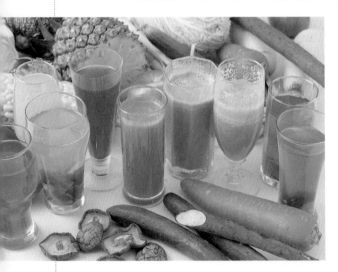

類別	推薦食材	份量	備註
芽菜	苜蓿牙	約1碗飯量	可改用其他的芽菜，如綠豆芽、蕎麥芽等
葉菜	結球萵苣、A菜、高麗菜等	切碎，約2飯碗量	任選兩種有機蔬菜，如有機小白菜、有機高麗菜、結球萵苣、紅鳳菜等
水果	番茄	1顆	有時可改奇異果1個
水果	蘋果	1顆	有時可改鳳梨200g
營養輔助品	三寶（大豆卵磷脂、小麥胚芽、啤酒酵母）	大豆卵磷脂5g、小麥胚芽3g、啤酒酵酒3g	因小麥胚芽與啤酒酵的屬性偏熱，故不可吃過量
海藻類	海帶芽（乾品）	0.5~1g	先用沸水泡3分鐘，然後瀝乾
藥草	左手香	5片生葉	有助於降火消炎
湯底	溫（冷）開水	200~300cc	亦可改用魚腥草茶

●改善高血壓的對症綠汁

嚴重高血壓患者，應該要喝綠汁，才能短期見效！

＊小麥草汁與牧草汁

喝完小麥草汁若覺得反胃，可以吃顆奇異果或柳橙，就能消除反胃。小麥草汁具有藥性，不宜天天喝，應與牧草汁輪

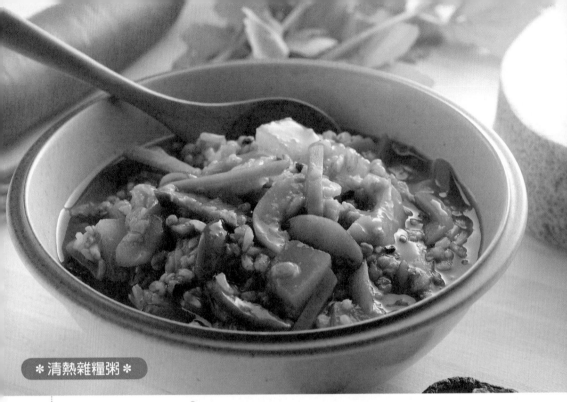

＊清熱雜糧粥＊

清熱雜糧粥

材料：五穀米80g、絲瓜30g、冬瓜30g、豆皮50g、 胡蘿蔔絲15g、香菇絲30g、芹菜末15g，調味料：粗鹽3~5g、素G粉適量。

作法：

1. 絲瓜、冬瓜洗淨，去皮去籽切片。

2. 五穀米洗淨，用1000cc水泡2小時後，以大火滾，轉小火續熬煮成粥，再加其他材料煮至熟爛，起鍋前加入芹菜末、調味料拌勻，即可食用。

流交替喝。（小麥草汁與牧草汁做法請參見本書第一章《癌症——抗癌的生機飲食調理》四種抗癌蔬果汁）。

小麥草汁一次可喝30~50cc，不可喝多，以免反胃嘔吐，牧草汁比較不會引起反胃，可喝到100cc，應該小麥草汁連喝2天，再換牧草汁連喝2天，二者輪替飲用，降血壓的效果最佳。

●改善高血壓的雜糧粥

除了對症飲料與果菜汁，三餐的主食也可改吃清熱雜糧粥，清熱雜糧粥的材料有：燕麥粒、薏仁、綠豆、小芹菜、胡蘿蔔、馬鈴薯、玉米粒、香菇、海帶芽與有機豆乾。

其中的燕麥與薏仁能降血脂，綠豆與小芹菜屬性偏涼，能夠退火降壓。其它如胡蘿蔔、馬鈴薯、玉米粒、香菇、海帶芽與有機豆乾，均有豐富的維生素與礦物質。故此粥品能快速提升自癒能力，讓血管彈性增強，是高血壓患者保平安的餐點。

預防中風的物理妙方

高血壓最怕發生中風，除了改善飲食外，也可用「梳頭髮」來加強效果。

●梳頭髮

每天早上起床後，先拿一把髮梳來梳頭，每次梳三到五分鐘。利用梳齒接觸頭皮的力道來為頭部疏通血液循環。建議選用梳齒間距寬些、齒尖不會尖銳的梳子。從前額梳到後腦，連太陽穴也要緩緩梳過。一面梳理頭髮，一面進行頭部按摩。

梳頭最好早晚各做一次，若能每天梳頭按摩，促進頭部的血液循環，罹患中風的機率自然大大降低。這便是改善高血壓的物理妙方。

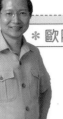

＊歐陽老師的叮嚀＊

調整生活與飲食，
血壓一定回復正常

有病一定要先找醫生治療，但在醫療的過程中，必須積極探討病因是什麼？事出有因，生病一定是有原因的。是飲食錯誤嗎？太油或太鹹？或是常熬夜晚睡？或心理壓力太大？只要一面求醫，一面改善錯誤的生活作息與飲食內容，高血壓就會很快地遠離，並且永遠不回頭！

chapter 7

甲狀腺亢進

　　甲狀腺是一種內分泌腺，位於頸部正前方。它所分泌的「甲狀腺激素」是促進人體新陳代謝的重要荷爾蒙。藉由血液傳至全身的甲狀腺激素，掌控了心臟功能、骨髓造血、腸胃消化與男女性生殖系統，甚至跟發育也有關係。

　　甲狀腺失調，主要可分三種類型：甲狀腺腫大、甲狀腺機能亢進與甲狀腺機能低下。甲狀腺腫大的病因比較單純，較棘手的是後兩者。甲狀腺機能低下會造成新陳代謝遲緩，因而容易倦怠；缺少甲狀腺激素的幼童還可能罹患蒙古症。至於甲狀腺亢進，在現代社會緊張的生活中，有越來越多的患者。尤其是正值青壯年的（20~50歲）的女性，罹患甲狀腺亢進的比例是男性的三到四倍。

【甲亢的病因與症狀】

甲狀腺亢進的症狀人人不同。病情輕微的可能連患者本身都毫無所覺；但是，情況嚴重者會因腎上腺素突然加速分泌，導致全身器官新陳代謝過快，最後衰竭危及生命。還有，長年的甲狀腺亢進若沒有好好調養，無論是心臟、肌肉等都可能因為代謝過快，不堪負荷，發生心臟衰竭或肌肉萎縮的症狀。甲狀腺亢進甚至會促使眼球突出，導致視力變差，影響深遠。

當出現「甲狀腺機能亢進」的症狀時，該如何處理呢？本章就要從生機飲食的角度，教導大家如何正確的作息、正確的飲食，將失調的內分泌系統導入正常，讓病體回復健康。

所謂的甲狀腺機能亢進症，也就是因為甲狀腺分泌甲狀腺激素過多所導致疾病，簡稱為「甲亢」。

●可能的病因

造成甲亢的病因，目前尚無法確認。據臨床研究顯示，遺傳和壓力與甲亢很有關係，像是心理壓力、緊張、熬夜或懷孕

都可能引發甲亢。另外也有學者推測,這種病因有可能是人體的免疫系統錯亂,分泌某種抗體,刺激甲狀腺製造出過量甲狀腺激素而造成。

●可能的症狀

一般人提到甲狀腺機能亢進,指的多半是因自體免疫失常所致的「格雷氏疾病」(Graves' Disease)。這種好發於年輕女性的甲亢,症狀與躁鬱症有點類似。

患者因為甲狀腺分泌過量的甲狀腺激素,導致精神處於亢奮狀態,情緒易緊張、心煩、憤怒,同時也因長時間情緒緊繃而疲累。除此之外,由於全身各器官的新陳代謝過速,患者不但口乾舌燥,心跳也跟著加快,動輒心悸。四肢末梢的肌肉也因長期的代謝過快而衰竭無力,導致雙手顫抖。可說是,罹患甲亢的患者,身體與心理經常會處於不穩的狀況。

還有,因為新陳代謝快速,熱量燃燒也跟著加快。甲亢患者不但很怕熱且容易肚子餓。雖然吃很多仍不斷地消瘦,女性患者還會出現月經不規則的現象,嚴重的甚至會閉經。若眼球開始凸出,就代表病情已經很嚴重了,應即刻就醫。

甲亢患者的生活禁忌

●飲食禁忌

要改善甲亢症狀，最重要的是從飲食控制做起。以下是甲亢患者要特別注意的飲食禁忌：

＊刺激性的飲食

像是濃茶、咖啡、可樂、可可或酒類等含有茶鹼、咖啡因與酒精的飲料，均具有「興奮」效果，易促使甲狀腺分泌更多的甲狀腺激素，而導致病情更加嚴重，平常應避免。

辛香類的食物與調味料：蔥、蒜、薑、香菜、辣椒、韭菜與咖哩、芥末、沙茶醬、胡椒粉等，絕對要避開，以免加重病情。

＊各種含碘的食物

碘是製造甲狀腺激素的原料，當飲食中的碘進入人體之後，會促使甲狀腺製造更多的甲狀腺激素，進而使甲亢病情惡化。

海產類的食物都含碘，尤其是海帶、紫菜與髮菜，含碘量

更高。一般的精鹽也是含碘，甲亢患者應嚴格避開，並到藥房或有機店選購無碘鹽來代替一般的鹽。

＊各種燥熱性食品

　　甲狀腺亢進屬於熱症，因此，為了避免病情加重，日常飲食務必避開屬性偏熱的蔬菜、水果與各種食材。宜選擇平性溫和的食材來為自己料理三餐。

＊零嘴、菸酒等嗜好

　　菸酒絕對會讓人上火，務必要嚴格戒除。至於糖果、蜜餞

蔬果屬性	蔬 果 種 類
熱性蔬菜	辣椒、大蒜、胡椒、乾薑
溫性蔬菜	韭菜、生薑、香菜、洋蔥、薤菜、南瓜、白鳳豆、黃帝豆、芥菜、刀豆、蔥、九層塔
熱性水果	榴槤、龍眼、荔枝
溫性水果	桃子、紅毛丹、水蜜桃、釋迦、椰子肉、金桔、櫻桃、李子(微溫)、芒果、棗子、葡萄

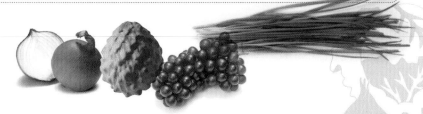

或餅乾等零食，成分多為高糖高脂肪，多數帶有人工添加劑，並且常以烘烤的方式製作，這些零嘴多半吃了會口乾舌燥，會使甲亢更嚴重。

* 油煎油炸食物

油煎油炸的食物屬性燥熱，像油條、牛排、炸雞、蔥油餅等均不適合甲亢患者，蔥、薑、蒜等更不能拿來爆香。

甲亢患者平日飲食一定要清淡，食物烹調儘量以水煮或清蒸為主，不要炸、煎、燻、烤、烘焙。

* 加工過的食品

罹患甲狀腺亢進的人，必須遠離加工食品。諸如：香腸、腊肉、罐頭、蜜餞、泡麵、丸子、甜不辣、罐瓶裝飲料，精緻加工的任何食物，均不可吃。

● 兩個重要的生活守則

* 保持情緒平穩

據研究指出，甲亢初次發作或復發多半跟情緒激動有關。由於引發病症的甲狀腺激素是內分泌的一種，人體各種內分泌的平衡又與情緒息息相關，所以要控制甲狀腺激素的就得先控

制情緒。千萬不要動怒或陷入悲痛，負面的情緒會使病情急轉直下。

＊不要暴飲暴食

甲狀腺患者因為新陳代謝太快，肚子容易餓，必須隨時補充營養與熱量。若是任性而為，暴飲暴食，會嚴重影響食物的消化與吸收，健康必然惡化。但有些人卻會因情緒惡劣而吃不下飯，這對甲亢患者而言，都是一種負面的影響。

改善甲狀腺亢進的食療探討

甲狀腺機能亢進會加速全身內臟的新陳代謝，導致體內的熱量、蛋白質與各種營養素跟著消耗過快。因此，甲亢患者平時更應該加強飲食，充份攝取足夠的營養，才能避免身體耗弱。以下列舉日常三餐應多攝取的營養：

●高熱量高蛋白

蛋白質是構成人體細胞的主要營養。甲亢患者因為代謝過快，細胞的死亡與再生也快速。所以甲亢患者平常要多吃高熱量與高蛋白的食物。

＊豆皮與黃豆糙米飯

但是，高熱量高蛋白的食物要選用較健康的飲食，像是牛排、炸雞之類的雖屬於高熱量高蛋白，但吃多了一定會上火，導致甲亢症狀更嚴重。故不妨從素食方面做選擇，對甲亢患者而言，是比較理想的。比如說，豆皮與黃豆糙米飯就含有豐富的植物性蛋白質，熱量也足。

＊蜂蜜

此外，蜂蜜富含熱量、蛋白質與多種礦物質，又能潤腸通便，對於甲亢患者來說是很好的營養補給品，沒有糖尿病的話，平日可多飲蜂蜜水。

●維生素B群

維生素B群，指的是以下八種水溶性維生素：維生素B1、維生素B2、泛酸（維生素B5）、維生素B6、維生素B9(葉酸)、維生素B12、菸鹼酸與生物素（維生素H）。它們是協助酵素促進身體各種生理機能的重要幫手。如果體內缺乏維生素B群，輕者倦怠無

力，重者則會發生神經病變、惡性貧血，甚至死亡。

優酪乳富含蛋白質與維生素B群，啤酒酵母、藍藻（螺旋藻）裡的蛋白質比例很高，也含有豐富的B群。大豆製品也含有豐富的植物性蛋白質與維生素B群，像是豆腐、豆皮都很適合甲亢患者食用，常吃這些食物能加速甲亢患者痊癒。

●各種維生素與鈣、磷

另外，甲亢患者應從天然食物攝取維生素A、維生素C、維生素D，以及鈣、磷。

＊維生素A

維生素A分成兩種，一種是視網醇；另一種則是大家熟知的β胡蘿蔔素，是維生素A的前驅物質。維生素A有助於細胞生長、增強抵抗力。體內如果缺乏維生素A，就容易造成夜盲症或乾眼症；同時，免疫力就會顯著降低、精神耗弱與容易緊張。富含維生素A的食物多存在色澤橘紅的蔬果裡，特別是胡蘿蔔、木瓜、番茄、芒果與南瓜，甲亢患者平常可以多吃。

＊維生素C

維生素C有助於組織細胞的生長與修補，促進鐵的吸收與

膠原蛋白的合成，我們可以在新鮮的蔬菜中得到，例如香椿與綠豆芽的維生素C含量都很高。更可以從水果中取得，譬如釋迦、香吉士、龍眼、奇異果、番石榴、木瓜等，均是維生素C含量甚豐的水果。

＊維生素D

維生素D有助於鈣和磷的吸收，它是一種人體能夠自行合成的維生素，皮膚曬曬太陽就能合成維生素D，因此，維生素D又博得「陽光維生素」的美稱。藉由食物也可攝取到維生素D，像是多吃日曬過的香菇就是很好的維生素D來源。

＊鈣質

鈣是構成骨骼、牙齒的主要成分，除此之外，它也是調節心跳與肌肉收縮、維持神經系統正常運作的重要礦物質，攝取到充足的鈣質能夠防止抽筋、避免骨質疏鬆與延緩老化。

大家都知道，魚肉蛋奶富含鈣質；其實，素食裡的高鈣食物也毫不遜色。像是黑芝麻的鈣質含量就相當高，至於糖蜜（在有機店有售），更是高鐵高鈣食品的代表，平日若能將這兩樣食材納入飲食，鈣質補充就不易匱乏。

※高鈣的常見素食尚有：甘藍菜、花椰菜、大豆與葵花籽等。

＊磷質

除了鈣，磷也是構成骨骼的主要成分，磷還能促進醣類、脂類與蛋白質的新陳代謝，促使肌肉組織釋放熱量。如果體內磷質不足，會導致身體虛弱、容易疲憊、肌肉疼痛等現象發生。

含磷豐富的食品有三寶粉，其中的大豆卵磷脂更是素食之冠。其餘如雞蛋、南瓜子、葵瓜子、白芝麻、松子、腰果、杏仁、黑芝麻等，都是不錯的選擇。

＊三寶粉：大豆卵磷脂、小麥胚芽、啤酒酵母

平常若能補充上述食物，並且各種營養素要均衡完整，甲狀腺亢進的病情就會穩定住，而且逐步回復健康。

改善甲狀腺亢進的對症驗方

從有些甲亢病友的成功康復經驗中，登出幾種特效的驗方，作為重要的參考：

＊藥草之王：魚腥草

魚腥草屬性偏涼，對於體質燥熱的甲亢患者來說，有助於

減輕病情。一般人經常飲用魚腥草茶，也能利尿排毒、改善過敏、穩定血壓，對整體健康幫助甚大。

＊薄荷魚腥草茶

　　平日甲亢患者應煮一鍋魚腥草茶，放冰箱冷藏，當作整天的解渴飲料，喝6天停1天，必須加熱後才喝，不可喝冰冷的，一天至少要喝2500cc以上，才容易見效。

 薄荷魚腥草茶

材料：魚腥草（乾品）80g、薄荷葉（乾品）10g。

作法：

1. 魚腥草洗淨置於鍋內，加3000cc水泡10分鐘。
2. 不必換水直接以大火煮滾後，轉小火續煮20分鐘。
3. 續入薄荷葉，立即關火燜5~10分鐘，濾渣後即可飲用。

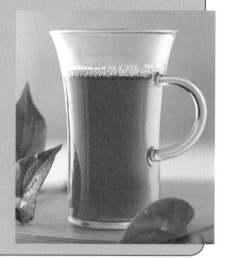

●改善甲亢的對症果菜汁

有種果菜汁對改善甲亢特別有效,這就是「甲亢汁」。此外,能夠抗癌的「五汁飲」也能消解甲亢的熱症,經常飲用有助於改善病情。每天可在兩餐之間輪流交替喝「甲亢汁」或「五汁飲」,每兩天就換另一種果菜汁,持續輪替飲用,對甲亢的康復特別有幫助。

＊五汁飲

(五汁飲作法,請參考本書第一章《癌症──抗癌的生機飲食調理》四種抗癌蔬果汁)

＊胡蘿蔔汁

β胡蘿蔔素可以提高抵抗力,有助於減輕甲亢症狀。胡蘿蔔汁的β胡蘿蔔素含量很高,做法簡單,只要用分離式榨汁機將胡蘿蔔榨出原汁即可,如果要香甜好喝,只要加入蘋果一起

胡蘿蔔汁

材料:蘋果1個、胡蘿蔔1~2條。

作法:所有材料以分離式果汁機榨出原汁,宜趁鮮飲用。

榨汁，便可增加甜味與香氣。

常飲用胡蘿蔔汁不僅可減緩甲狀腺亢進的症狀，也有助於改善其他慢性疾病，實在是好處多多！

＊甲亢汁

甲亢汁對於調節甲狀腺亢進的病症有速效。這道果菜汁的味道頗為香甜可口。罹患甲亢者，每天至少在兩餐間飲用一次甲亢汁。假日比較有空時，最好早晚各喝一次甲亢汁，甲亢會好得更快！

甲亢汁

材料：水梨1個、蓮藕1節、甘蔗1節、荸薺15個、白蘿蔔1小條。

作法：所有材料均洗淨去皮，用分離式榨汁機榨出原汁，立即飲用。

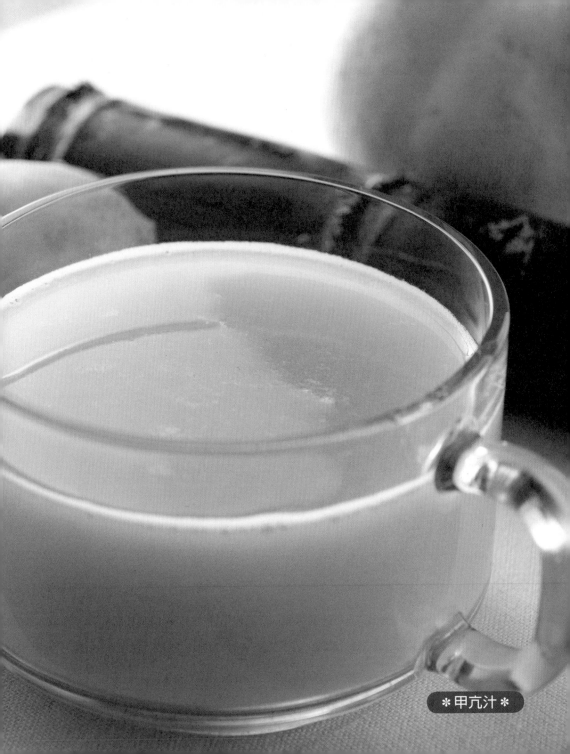

＊甲亢汁＊

＊柿子蜂蜜膏

　　性寒的柿子有助於消除甲亢的症狀，加入蜂蜜製成柿子蜂蜜膏。只要早晚取一匙（15cc）柿子蜂蜜膏，以溫開水沖泡，甲亢症狀即會逐日減輕。

　　做好的柿子蜂蜜膏只要收冰箱冷藏，至少可保存兩個月。當柿子盛產的季節來臨時，不妨買些柿子與蜂蜜，在家DIY這道可口又有效的驗方吧！

柿子蜂蜜膏

材料：柿子600g，蜂蜜200g。

作法：

1. 青柿子去皮洗淨，用分離式榨汁機榨出原汁。
2. 將青柿子汁倒入鍋內熬煮成膏狀，再加入蜂蜜（與柿子膏等量），繼續煎至稠黏狀，熄火待涼，裝瓶。

＊小叮嚀：早晚各吃15cc，以溫開水沖服。

＊高C果汁

　　如果，甲狀腺亢進嚴重到發燒的地步，就要喝杯高C果汁來增強抵抗力，順利度過發燒、消滅病毒的過程。

　　發燒是人體抵抗病毒、細菌的一種生理機制。可以說，發高燒是痊癒之前的必經過程。所以，發燒時不要立刻吃退燒藥，強制退燒只是壓抑人體的抗病機制，即使體溫下降，體內的病毒與細菌還是依舊存在，隨時會再發病，這是徒勞無功的。

　　高C果汁含有豐富的維生素C，維生素C有助於細胞修補與再生。所以發燒的時候，應該順勢補充高C果汁，來增強體內的免疫系統，以求快速滅絕病毒與細菌。

高C果汁

材料：柳橙（或香吉士）2個、檸檬1粒、葡萄25粒。

作法：

1. 將柳橙及檸檬徹底洗淨，均去外皮留白色內皮，切塊後用分離式榨汁機榨出原汁。

2. 將葡萄洗淨後去皮去籽，葡萄肉再與柳橙檸檬汁用果汁機拌勻，趁鮮飲用。

改善甲狀腺亢進的早餐舉例

調養甲狀腺亢進，除了平日多攝取對症的營養素外，三餐的安排更是疏忽不得，尤其是早餐更為重要！

●早餐之主食：五味粥或薏仁糙米地瓜粥

比如說，我們在早餐安排薏仁糙米粥或五味粥，再搭配一盤苜蓿芽生菜沙拉（或精力湯）。這樣子早餐的能量就非常高了，對甲亢的改善一定幫助很大。

＊五味粥

為何稱為五味粥？因為用了五種雜糧，其中比較特別的食

五味粥

材料：白扁豆30g、大薏仁30g、蓮子15g、山藥30g、芡實15g。

作法：

　1.山藥去皮切丁、其餘材料洗淨。

　2.所有材料加水800cc，入電鍋煮至熟爛即可（外鍋大約加水150~300cc）。

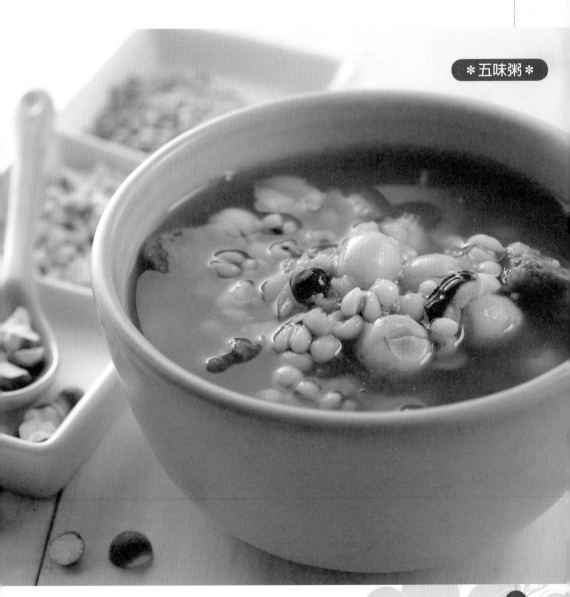

＊五味粥＊

材就是扁豆，扁豆是很重要的抗癌食物，尤其是白扁豆，能增強人體的自癒力。傳統中醫也認為性平味甘的扁豆能夠消暑化濕，補虛止瀉，對於甲狀腺亢進常出現的體虛、多汗口渴與食慾不振都有明顯的幫助。

＊薏仁、糙米

我常吃薏仁糙米粥（飯），薏仁與糙米都是防病抗癌的重要食物，常吃薏仁糙米粥（飯）不僅有助改善甲狀腺亢進，而且吃了之後膚質會更好，非常適合全家大小一起吃。

＊薏仁糙米地瓜粥

薏仁糙米地瓜粥

材料：大薏仁50g，糙米50g、地瓜100g。

作法：

1. 薏仁與糙米洗淨泡水4小時，地瓜去皮切丁。

2. 三者加水750cc煮成稀飯，即可趁熱進食。

＊小叮嚀：地瓜亦可改成南瓜、馬鈴薯、山藥或是芋頭。

●早餐之副食：精力湯或苜蓿芽生菜沙拉

生機飲食非常重視生食，生食可提供豐富的酵素，能提振內臟機能，故建議甲亢患者早餐最好能先吃一盤生菜沙拉（或精力湯），然後才吃薏仁糙米粥。

精力湯

材料：苜蓿芽150g、有機蔬菜二種（約300g）、海帶芽（乾品）1g、腰果5粒、奇異果1個、蘋果1個、番茄1個、三寶粉（大豆卵磷脂、小麥胚芽、啤酒酵母）各5g。

作法：

1. 奇異果、蘋果洗淨去皮切丁；番茄洗淨去蒂切塊。

2. 海帶芽與腰果用沸水浸泡10分鐘、瀝乾。

3. 苜蓿芽洗淨，有機蔬菜洗淨、切碎。

4. 將所有材料放入果汁機中，加200cc冷開水、三寶粉，充分攪拌均勻，便可趁鮮進食。

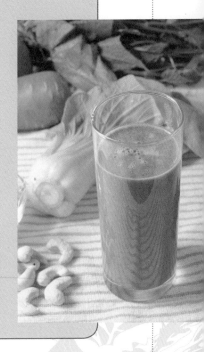

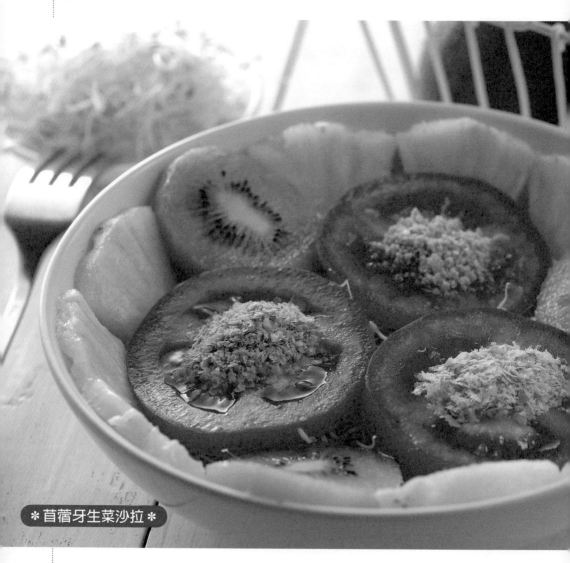

＊苜蓿牙生菜沙拉＊

＊苜蓿芽生菜沙拉

可將生菜沙拉改製成精力湯，加入冷開水，這樣打起來濃稠度剛剛好。以上述材料製作出來的精力湯，分量約有500~700cc。最好分成兩人份，一人喝300cc左右，比較剛好，不宜喝太多。

苜蓿芽生菜沙拉

材料：苜蓿芽150g、番茄80g、鳳梨80g、奇異果1/2個、三寶粉（小麥胚芽、大豆卵磷脂、啤酒酵母）各5g、優酪乳200cc。

作法：

1. 番茄洗淨，去蒂切薄片；鳳梨、奇異果去皮，切薄片。

2. 三寶粉與優酪乳拌勻成沾醬。

3. 苜蓿芽洗淨，鋪放下層，將水果薄片做成拼盤，鋪於苜蓿芽上層，沾醬即可食用。

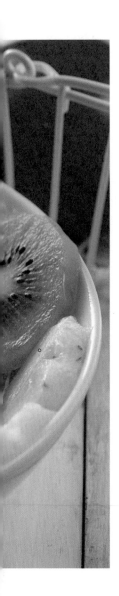

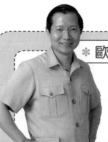

＊ 歐陽老師的叮嚀 ＊

補充因甲狀腺亢進
而流失的養分與體力

　　甲狀腺亢進是一種內分泌失調的慢性病，病因複雜。最常見的症狀有眼突、脖子增大、多汗、多食、消瘦、心悸等。若懷疑自己得了甲亢，或是診斷出已罹患甲亢，除了應與專業醫師配合治療，同時要改變生活與飲食，切記不要動怒或勞累，並且隨時注意營養的補充，避開不該吃的食物，定期到醫院檢查，只要用心調養，持之以恆，甲狀腺亢進的症狀就會消失得無影無蹤。

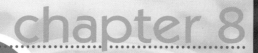

chapter 8

糖尿病

糖尿病是代謝異常的慢性病,不但是大多數先進國家人口的主要死亡原因,在台灣也是最常見的慢性病。糖尿病會衍生許多併發症,嚴重危及生命。據統計,全世界約有三億人罹患糖尿病,糖尿病好發於中老年人;40歲以上的台灣人,每100人就有一人是糖尿病患者,尤其過了45歲的女性,罹患率更高達15%!

糖尿病可說是隨著生活水準提升而產生的富貴病。飲食精緻、缺乏運動,都是造成糖尿病的主因。以往認為這種病只有中老年人才會罹患;其實不然,目前糖尿病已有年輕化趨勢。

【糖尿病的病因、徵狀與併發症】

　　糖尿病的年輕患者因為身強力壯，症狀不如年老體衰者來得明顯，所以，就算被診斷出有糖尿病，患者仍不以為意。直到發生嚴重的併發症時，才開始緊張。對於中老年人來說，糖尿病是許多慢性病的起端，尤其與心血管的病變息息相關，幾乎有一半的糖尿病患者是死於心血管的併發症。

　　無論是何種類型的糖尿病，就算症狀不顯著，仍潛伏著各種危機。一不小心，患者可能會爆發嚴重的併發症。所以平常的飲食一定要少油、少鹽、少糖（或是禁糖），少吃加工食品，要以天然食物為主，儘量讓飲食清淡，才能讓血糖穩定，永保平安！

　　糖尿病跟大部分的慢性疾病類似，一開始並沒有特別的徵兆，直到病情累積到臨界點，患者才赫然發現病情已不輕了。

●糖尿病的最大特徵：「三多一少」的症狀

　　糖尿病在古代又稱為「消渴症」，其典型症狀為「三多

一少」。「三多」：多飲、多食與多尿；「一少」：人變得消瘦，體重減輕。

*吃再多仍持續消瘦

當人體的胰臟無法製造胰島素，將我們吃進的澱粉類食物轉變成葡萄糖，此時葡萄糖無法進入細胞，提供身體熱量，缺乏熱量的細胞就開始動用脂肪，或是肌肉所儲存的熱量，在不斷的消耗中，體重自然就減輕。人體組織逐漸被消耗，大腦會發出飢餓的警訊，促使身體不斷攝取食物，但是仍舊消瘦。同時血液中的血糖濃度會持續升高，引發所謂的糖尿病。

*口渴，易飢餓，尿多

由於糖的滲透壓高，當糖分從血液轉移至小便排出人體，同時也會帶走大量的水分與電解質，導致體內逐漸脫水。因為水分大量從組織脫去，所以，糖尿病患者的尿液自然增多；當體內水分不斷流失，身體當然會覺得口渴。再者體內各個組織欠缺能量與電解質，人會變得動輒疲倦、傷口不易癒合。

●糖尿病的病因與分類

造成糖尿病的原因，除了遺傳因素之外，主要是因為飲食

所引起。許多糖尿病患者是因為吃得太甜或太營養，但卻缺乏
運動而得病，所以通常體型也過胖。此外，心理壓力、懷孕、
藥物或營養失調也都有可能引發糖尿病。

●糖尿病有哪些併發症？

　　當胰島素分泌異常而導致糖尿病的同時，體內的脂肪、蛋
白質和碳水化合物的代謝也跟著異常。

　　糖尿病最可怕的是併發症。常見的糖尿病併發症有：動脈
硬化、化膿性感染，神經、眼睛與腎臟的病變。最嚴重的是，
糖尿病很容易導致腎臟中毒（尿毒症），以致必須洗腎。

糖尿病患者的生活原則

　　大部分的糖尿病患者，都是因為飲食不當才致病的。糖
尿病患者除了需要接受醫師的治療、遵從醫師指示按時服藥之
外，日常飲食更須有所禁忌，餐餐要小心謹慎。

●控制血糖、血脂與血壓

　　糖尿病患者除了胰島素分泌異常之外，其他的新陳代謝往

往也跟著失調；因此血液中的脂肪過高，進而引發各種心血管疾病。所以平常都要注意血糖、血脂與血壓方面的控制，勿使之攀升。

＊戒掉菸酒

罹患糖尿病的朋友，追求健康的第一步就是戒掉菸與酒。酒精會損害胰臟的機能，由於糖尿病正是因胰島素分泌不足所引起，所以胰臟機能若繼續受損的話，病情一定會更加重。抽菸則會誘發高血壓，而高血壓與糖尿病往往互為影響。

＊寧願消瘦，不要過胖

還有一點很重要：糖尿病患者一定要保持體重，別故意要吃胖。肥胖最容易造成各種慢性疾病，胖子往往也是罹患糖尿病與高血壓的高危險群，所以最好每餐儘量只吃七分飽，飯後走路30分鐘以消耗熱量並促進消化。最忌諱飯後立刻躺著或坐著，這樣子最容易發胖。糖尿病患者變瘦是正常的，若故意吃得過胖，就會使糖尿病更趨嚴重。

＊避吃高脂、高膽固醇

典型的高膽固醇、高脂肪的食物就是動物的內臟，像是動物的腦（豬腦、牛腦）、肝臟、蛋黃等。

＊杜絕煎烤烘培食物

油煎油炸的食物不僅熱量高，含油量高，煎烤與烘焙的食物也一樣，所以儘量不吃炸、煎、燻、烤與烘焙的食物。平常烹調食物，要以蒸煮為主。

＊日常三餐儘量吃全素，或素多葷少

這一點非常重要，既然雞鴨魚肉是高脂肪、高膽固醇的食物，那麼就應該避開不吃或少吃，要改吃蔬果與全穀類的膳食纖維，有助於排除血液中的膽固醇。可說是一舉數得。

所以，糖尿病患者儘量讓自己全素一段時間（最好是4~6個月），絕對能使糖尿病快速改善。如果實在無法割捨口腹之慾，那麼不妨採取折衷措施：每週一、三、五吃全素，二、四、六、日則素多葷少。並且少油、少鹽、禁糖，只要能夠持之以恆，控制糖尿病便是輕而易舉的事了。

＊杜絕加工食品

糖尿病患者一定要避開加工食品。多數加工食品都會含過

量的糖以及不好的添加物，會使糖尿病惡化。

＊口味儘量清淡

　　吃進過多的鈉會促使血壓升高，進而導致糖尿病的病情加劇，重口味的食物往往都是太油、太鹹與太甜。因此，必須吃較清淡的食物，要少油、少鹽、禁糖，糖尿病才會好得更快！

●保護肌膚與肢體末梢，避免受傷出血

　　糖尿病患者因為全身的新陳代謝不良、末梢血液循環變差，傷口不容易癒合。尤其是足部的神經與血液循環更容易出問題，一受傷就會形成足部潰瘍，嚴重的糖尿病患者會因為足部潰瘍，而導致截肢。

　　因此，平常應儘量保護皮膚，並且要穿合腳又柔軟的鞋子。布鞋會比皮鞋來得好。如果皮膚不小心有傷口的話，要迅速找醫生治療，避免因細菌感染而造成更嚴重的後果。

糖尿病的飲食調養

　　所謂「解鈴還需繫鈴人」，糖尿病既然多半是因為吃太甜、高脂或高膽固醇的食物所引起，那麼，就該嚴格避開這些

負面的食物，飲食要清淡，並且要多吃降血糖的食物。

●多攝食高鹼性食物

　　糖尿病患者的血糖濃度過高，體質多數偏向酸性。所以在調養身體的過程中，應該要多吃鹼性食物。

　　鹼性食物包含蔬菜、芽菜、水果、海藻類與菇菌類，尤其是海帶與苜蓿芽的鹼性度特高。苜蓿芽含有豐富的酵素、維生素與礦物質，常吃可提升自癒力，避免產生併發症。

　　糖尿病患者一天可吃1~2次苜蓿芽。比如，早、午餐各吃一碗苜蓿芽生菜沙拉或苜蓿芽精力湯，連續吃三天停一天。若同時罹患紅斑性狼瘡的人，因為苜蓿芽會誘發紅斑性狼瘡的病症，所以不能吃苜蓿芽，要改吃別的生菜，如結球萵苣、A菜或豌豆苗。

●須留意血糖的控制

　　血糖的控制對糖尿病患者來說，可是天字號的重大議題。

只要血糖控制得好，糖尿病就算沒獲得根治，患者也能常保平安。你看陳立夫，他也罹患了嚴重的糖尿病；可是，他卻可以活到九十幾歲。這是因為他把血糖控制得非常好的關係。

＊澱粉類以山藥為佳

　　任何一種糖類都會升高血糖的濃度，所以糖尿病患者必須禁糖，但是除了糖以外，澱粉也是會使血糖升高的食物。澱粉是屬於多醣體，它是醣類的主要來源，當澱粉進入人體後會轉化成葡萄糖，供給身體熱量。而葡萄糖大多是來自澱粉類的食物，因此對糖尿病患者而言，澱粉也必須嚴格控制。

　　常見的澱粉類食物包括：稻米、米製品、小麥、麵食類、玉米、馬鈴薯、南瓜、山藥、芋頭、蓮藕、紅豆、綠豆等五穀雜糧與根莖類，不但容易產生飽足感，又能提供足夠的熱量。糖尿病患者是不是都不能吃呢？其實不然，其中的山藥與南瓜，糖尿病者可以適量進食。

　　山藥雖然是澱粉，但是因富含澱粉酶，能促進體內胰島素分泌，進而穩定血糖。除此之外，山藥還具有擴張血管、消除

蛋白尿與改善血液循環的功效。而且山藥的黏液富含消化酵素，能幫助消化，益氣補脾，加上屬性平和，不僅適合糖尿病患者吃，也是一般人的養生食物。

煮飯時可加入150g的山藥一起煮。用餐時先吃山藥，然後再吃半碗的雜糧飯。飯的成分最好是薏仁、燕麥粒與糙米三種各取等量，吃了血糖比較不會升高。

* 能降血糖、降血壓的「番石榴嫩葉茶」

番石榴的嫩葉能降血壓、降血糖。取番石榴嫩葉（乾品，要先經日光曬乾）30g，用沸水500cc沖泡20分鐘後濾湯飲用。

※若找不到番石榴嫩葉，現在已有很多廠商將之乾燥，製成如茶葉一般的「番石榴嫩葉茶」，在坊間的生機飲食店均有售。

可將「番石榴嫩葉茶」當茶葉沖泡，每天至少喝1200cc以上。喝六天停一天。血糖與血壓均能夠逐漸得到改善。

* 糖尿病嚴重者要喝「小麥草汁」或「牧草汁」

如果病情嚴重，建議喝吃小麥草汁或牧草汁。小麥草汁每次喝30~50cc，牧草汁可喝100cc。牧草汁味道還好，但是，小麥草汁喝了有些人會有反胃想吐。如果你有反胃的感覺，請趕

快吃顆奇異果或是其他不甜的水果（如：火龍果、葡萄柚），反胃的不適感就會很快消失。（關於小麥草汁跟牧草汁的製作，可參照本書第一章《癌症——抗癌的生機飲食調理》五種抗癌綠汁）

罹患糖尿病的朋友，可在小麥草汁與牧草汁二者擇一，當做調養飲品。每天吃2~3次，在空腹時吃。比方說，在早餐之前吃一次，下午的3、4點吃一次，晚上8點再吃一次。只要每天都能喝到小麥草汁或牧草汁，糖尿病就會痊癒得很快。

糖尿病患者的飲食驗方

糖尿病的對症飲料與早餐十分重要，只要吃對了，病就會好得更快！

●三種解渴飲料

糖尿病患者平常很容易口渴。那麼，就應該趁著口渴補充水分的時候，選兩種以上的對症飲料，輪流交替喝，並且一天飲用量一定要超過1200cc，才能有效地穩定血糖。

＊空心菜玉米鬚湯

俗稱「蕹菜」的空心菜是鹼性食物，吃了不但能清血明目；而且能幫助糖尿病患者穩定血糖。老玉米鬚的應用範圍相當廣，不但能夠利

空心菜玉米鬚湯

材料：空心菜梗300g、玉米鬚（乾品）15g。

作法：

1. 將空心菜洗淨切段，玉米鬚洗淨裝入小布袋。

2. 二者入鍋加水1000cc合煮，滾後轉小火續煮20分鐘，濾渣當茶飲。所剩的空心菜可當三餐的配菜。

＊小叮嚀：老玉米鬚可在中藥房購買，因帶有許多灰塵，所以一定要洗乾淨。最好拿個小布袋將洗淨後的老玉米鬚裝入，在湯煮成後只需將整袋玉米鬚取出丟棄，比較方便。如此，空心菜也比較容易取食。

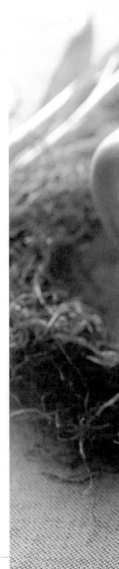

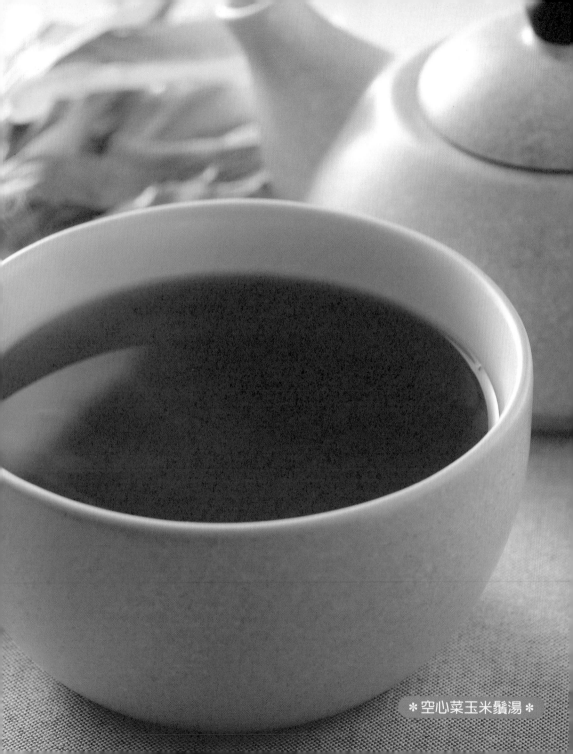

＊空心菜玉米鬚湯＊

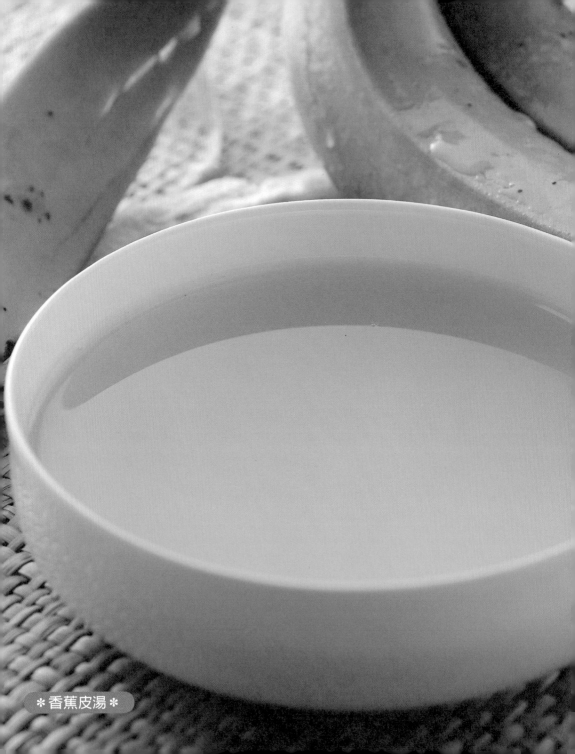

＊香蕉皮湯＊

尿、促進膽汁分泌，還能改善糖尿病。以下所介紹的這道空心菜玉米鬚湯，是糖尿病患者很理想的解渴飲料。

＊香蕉皮湯

另一道香蕉皮湯，不妨與「空心菜玉米鬚湯」做輪替。

到鄉下的香蕉園去尋找未成熟的香蕉（青皮的香蕉），至少取三條。當然，此時的香蕉皮內的香蕉肉還未熟，味道很澀。只取香蕉皮不要香蕉肉。因為香蕉皮本來味道就很澀，所以這道湯飲會稍微帶點澀味。因是調養糖尿病的飲料，故不可加糖，要直接飲用。

香蕉皮湯

材料：青香蕉皮（未熟）3條。

作法：香蕉洗淨之後去肉取皮切成小段，加水3000cc合煮，滾之後轉小火續煮20分鐘，濾渣即可飲用。

空心菜玉米鬚湯、香蕉皮湯與前面所提的「番石榴嫩葉茶」，皆可當作日常的解渴飲料，對穩定血糖幫助很大。

＊馬齒莧紅鳳菜湯

　　馬齒莧又稱「豬母乳」是青草店裡常見的藥草，也是營養極佳的野菜，馬齒莧與紅鳳菜煮成的「馬齒莧紅鳳菜湯」也是一道對穩定血糖有特效的湯飲。

馬齒莧紅鳳菜湯

材料：新鮮馬齒莧150g、紅鳳菜150g。

作法：馬齒莧與紅鳳菜洗乾淨後切碎，加水3000cc合煮滾
　　　後，轉小火續煮20分鐘，濾渣即可飲用。

●降血糖的早餐組合

　　早餐是攝取重要營養的最佳時機，一定要吃得好，千萬不可不吃。早晨剛起床時是一天當中血糖最低的時候，如果不吃早餐，很容易產生暈眩，對糖尿病不利。

　　推薦糖尿病患者早餐吃這兩道食物：薏仁紅豆山藥湯（或薏仁綠豆山藥湯）與降血糖精力湯。前者是補充熱量來源的澱粉餐，後者則是補充礦物質與酵素的生食。餐後再吃一顆天然綜合維生素，這樣的早餐組合，不但營養周全，且熱量充足。

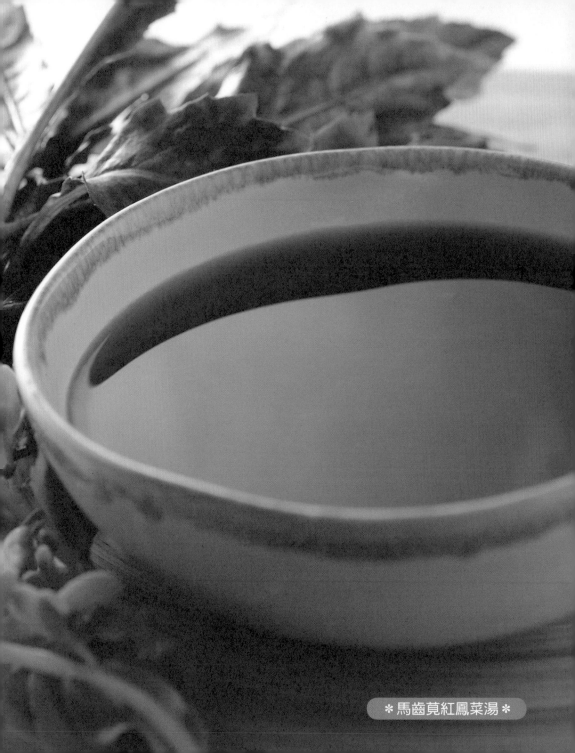

＊馬齒莧紅鳳菜湯＊

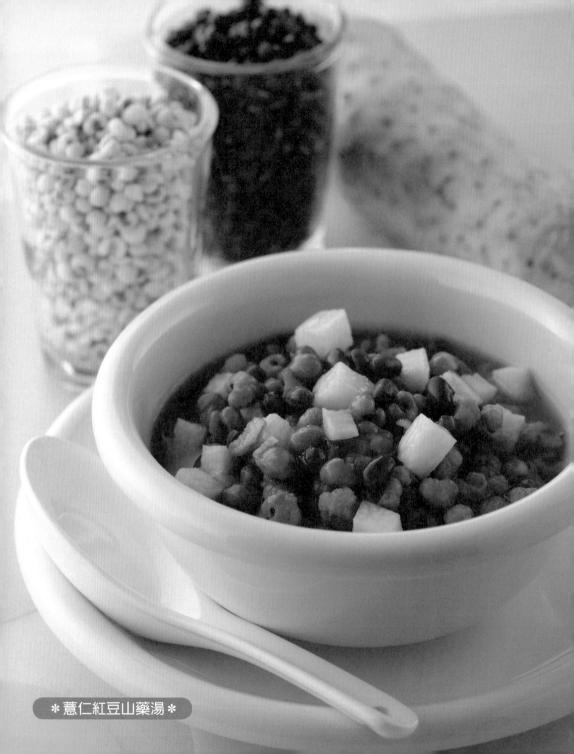

薏仁紅豆山藥湯

其中特有的降血糖成分，更有助於改善糖尿病。

＊熱食：薏仁紅豆（綠豆）山藥湯

　　紅豆與綠豆可輪流交替。綠豆屬性偏涼，有助於排毒；而紅豆性平，有益於補氣補血。對一般人來說，這兩者輪流攝取，營養會更均衡。

薏仁紅豆山藥湯

材料：薏仁90g、紅豆30g、山藥150g。

作法：

1. 山藥洗淨，去皮切丁。

2. 薏仁與紅豆洗淨，用1000cc水泡4小時後，以大火滾煮，轉小火續煮至熟，再放山藥丁煮15分鐘，即可食用。

＊小叮嚀：可以綠豆取代紅豆，不要加糖。

＊生食：消渴精力湯

　　精力湯因為富含酵素，能活化內臟機能，必須選用不甜的

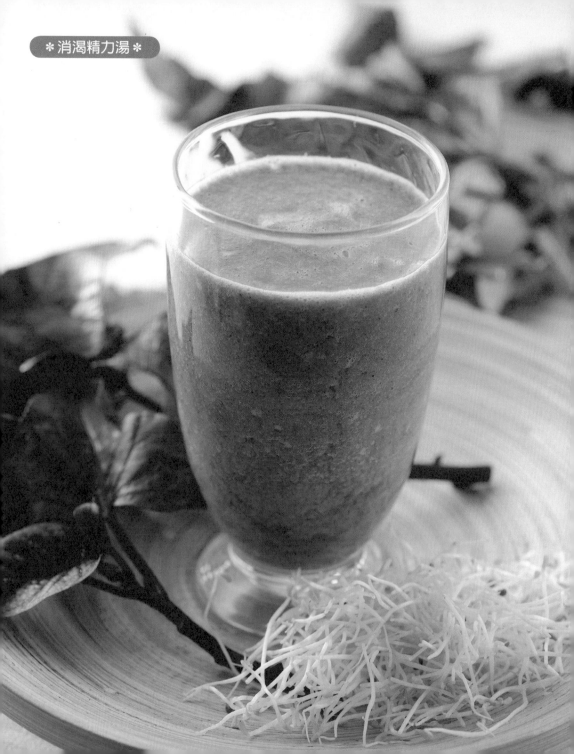

水果，如奇異果、火龍果、青蘋果等。應該

把這道「消渴精力湯」當作早餐的一部分。

只要持之以恆吃「消渴精力湯」，不出一個

月，就會發現原本居高不下的血糖開始逐日地下降。

＊消渴精力湯

　　早餐先喝「消渴精力湯」再吃「薏仁紅（綠）豆山藥

湯」，只要早餐吃得對，抵抗力就一定會增強，糖尿病就不會

產生可怕的併發症。

消渴精力湯

材料：紅鳳菜50g、紅色地瓜葉50g、苜蓿芽50g、海帶芽

　　　（乾品）1g、奇異果1個、三寶粉（大豆卵磷脂、小麥胚

　　　芽、啤酒酵母）各5g。

作法：

　1. 海帶芽事先用沸水泡5分鐘，瀝乾備用。

　2. 蔬菜洗淨、奇異果去皮切塊。

　3. 將所有材料加冷開水200~300cc，用果汁機攪拌均勻，

　　　要趁鮮飲用。

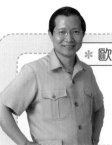

✳ 歐陽老師的叮嚀 ✳

控制糖尿病，
先從飲食著手！

　　糖尿病患者首要是忌口，通常糖尿病的病因都是因為吃得太「好」了，這種「好」都是偏向高膽固醇、高油脂，並且多屬於重口味的美食。只要糖尿病患者能夠下定決心，至少在半年之內偏向素食，少油、少鹽、禁糖，只吃天然食物，不吃任何加工食品，自然可以輕而易舉的控制血糖。

chapter 9

攝護腺腫大

　　攝護腺腫大其實就是前列腺增生所引起的毛病。攝護腺又稱為前列腺，是男性專有的腺體，於男性尿道上方，主要負責分泌攝護腺液以保護精子，是精液的重要成分。

　　攝護腺腫大也屬於老化現象，本身並不會影響性功能或健康；但是，如果腫大到一定程度，卻會造成嚴重的後遺症。上了年紀的男性，十之七八都會有攝護腺腫大的症狀。據研究指出，男性過了四十歲之後，包圍尿道的攝護腺就逐漸增生，但是大部分的中年男性都不會察覺到。

【攝護腺腫大的原因與症狀】

在青春期的時候，攝護腺的大小約如栗子；隨著年齡越來越大，攝護腺甚至腫如乒乓球或雞蛋。被攝護腺包圍的尿道越縮越小，以致於頻尿、甚至尿不出來。當尿液排不出去，不但會造成尿道充滿著細菌而形成尿道炎，也可能引發腎臟炎或攝護腺炎。

攝護腺腫大很難調理，所以，男性一邁入中年就應該做好預防。在大家越來越長壽的今天，許多高齡男性也難免會有攝護腺腫大的情況發生。由於攝護腺腫大是無可避免的內臟老化，只能防止腺體繼續增生。但是如果能及早在情況尚不嚴重的時候進行治療，恢復正常的機率就能大幅提高。

●常見的攝護腺腫大症狀

攝護腺肥大的症狀，最明顯的就是排尿方面的問題：像是頻尿卻排不乾淨、尿量減少；甚至嚴重的會有排尿困難、排尿時膀胱會有灼熱感。

在初期時，每次都需要用力排尿且尿量不多，造成經常跑廁所的頻尿情況。到了中期，排尿就變得不順且很難排出，甚至排完尿後仍有殘尿感，立刻又想再上廁所，卻又怎麼都排不出來，這種感覺相當折磨人。然而到了後期，因為患者無法控制小便，引發嚴重的尿失禁。

男性如果出現頻尿的現象，就要留意自己是否有攝護腺腫大的問題，應該立刻到醫院檢查，儘早治療。攝護腺腫大初期的症狀並不嚴重，只有頻尿而已。我們也可憑藉著生機飲食的方式來協助控制病情。

●造成攝護腺腫大的原因

引起攝護腺腫大的病因目前尚不明確，據推測，成因有兩種說法：老化與腎虛。

＊內臟老化

攝護腺腫大是內臟機能退化的現象，隨著年齡增長而越來越嚴重。攝護腺在青春期的時候不過如栗子一般大小，在男性步入中年之後就會慢慢增生（腫大）；等到年紀越來越大，五六十歲或七八十歲的時候，攝護腺甚至會如乒乓球或雞蛋的

大小。攝護腺肥大後就無法使之縮小，最後只有動手術摘除。

所以，要避免攝護腺腫大，最根本之道就是：避免內臟機能的老化。

＊腎氣虧虛

以中國傳統醫學的觀點來看，之所以會罹患攝護腺腫脹，通常與腎氣虧虛有關。

腎氣虧虛的症狀除了排尿不正常，後腰兩側也會痠痛，有時，手腳還會浮腫；但這種手腳浮腫頂多只腫半天，早上浮腫或晚上浮腫。如果你也有上述症狀，很可能就是腎氣比較虛弱。

腎氣比較虛，並不是指腎臟有病。它可能是因為攝護腺腫大或平常吃藥過多所致，導致腎功能衰退。腎氣虧虛的人如果平時飲食不當，很容易促使攝護腺腫大。腎氣虧虛雖然未必是因為過度行房所引起。但是，像是有這種腎虧的人，性生活的次數也不能太頻繁。

攝護腺腫大患者的飲食禁忌

當發現攝護腺已腫大時，平日的飲食就應該小心謹慎，以

免病情惡化。以下是針對攝護腺患者所列的一些生活禁忌：

●不要吃冰冷的食物

有攝護腺腫大的人，不要吃冰冷的東西。比如，冰淇淋、雪糕、冷飲，或是剛從冰箱裡取出來的水果，這些都要避免。

尤其在秋冬交接之際，凡是從冰箱取出的食物一定要先加熱才吃。不然，攝護腺就會腫脹得更加嚴重。

●勿吃「發」的食物

這裡的「發」，並非指那些使用發粉或經過發酵的食品，而是中國傳統養生所說的「發散」。像是狗肉、羊肉、鹿肉、九層塔與香菜（芫荽），全都屬於「發」的食物。

●勿接觸刺激性飲食

抽菸、喝酒，還有吃些辣椒、咖哩、沙茶醬、胡椒粉、芥末、蔥、大蒜、韭菜等辛香物，都會刺激到攝護腺，使之充血，讓腫脹更嚴重。所以，這些食物或嗜好都要控制份量，若能完全戒掉會更好。

改善攝護腺腫大的飲食調理

　　若要改善攝護腺腫大的問題，必須從消除腫脹的食療方向來進行。既然病症是由於內臟機能老化所引起的；那麼，我們就補充一些攝護腺最需要的營養來幫助它恢復活力。這樣一來，攝護腺老化而產生的腫脹，自然能夠迎刃而解。

　　當攝護腺腫大時，對攝護腺有利的「鋅」含量會減少，此時要多補充「鋅」這種微量元素，來幫助恢復攝護腺的正常功能。

●每天要吃南瓜籽

　　「鋅」含量豐富的天然食物有小麥胚芽、南瓜籽、啤酒酵母、松子、腰果、花生、核桃等，經常食用能改善攝護腺的症狀。

　　器官的腫大多數是有發炎的現象，不可以吃燥熱性的食物，勿吃炒過或烘焙過的南瓜籽，要以自然日曬的南瓜籽最佳，每次以20至30粒為宜（過量會上火），南瓜籽可以加入蔬果中打成精力湯，或是直接入口嚼食，長期食用，可以改善攝

護腺腫大。

※生的南瓜籽因為經過分裝，恐怕南瓜籽表面有細菌，應用沸水浸

　泡10分鐘以上，滅菌後再吃比較安心。

●多喝精力湯

　　精力湯裡面要放南瓜籽，之前幾個章節曾提過精力

湯，精力湯裡面的材料是：芽菜、有機蔬菜、水果、

海藻類與堅果類，這些食材要有所變化。

　　至於要改善攝護腺腫大的精力湯，堅

果類就要使用南瓜籽。南瓜籽一次用20到30

粒，事先用沸水浸泡10分鐘以上，待南瓜籽

滅菌並軟化後，瀝乾連同其他材料用果汁機

拌勻，一次喝350cc左右，對攝護腺的改善幫

助很大。

●常吃三合一蜂王漿

　　蜂蜜跟花粉都含有豐富的胺基酸與微量元素，胺基酸與微

量元素能夠活化組織細胞，有助於改善攝護腺的血液循環，進

而改善攝護腺腫脹的程度。若將蜂蜜、花粉與蜂王漿三者合在一起，療效就會更好，能夠促進荷爾蒙分泌，延遲老化。

　　但是，這麼一來，保存很好的冷凍蜂王漿卻變得很難挖取。每次要吃的時候，都得與冷冰冰硬梆梆的蜂王漿奮戰半天。其實，只要懂得訣竅，大可不用這麼辛苦！

　　我們在把蜂王漿放入冷凍庫保存之前，不妨先將蜂王漿與蜂蜜以1：5的比例調勻。蜂王漿因為加入了蜂蜜，就算放入冷凍庫冰起來，質地也不會太硬，比較容易挖取。

三合一蜂王漿

材料：蜂王漿5g、花粉10g、蜂蜜15cc。

作法：

1. 花粉先用溫開水150cc泡至顆粒完全溶解（約十五分鐘）。

2. 蜂王漿、蜂蜜再加入攪拌均勻，即可飲用。

※小叮嚀：每天一次，空腹時飲用，吃三天停一天。

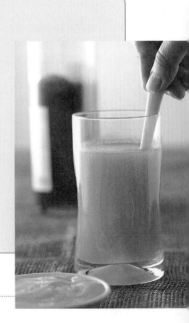

挖 取 蜂 王 漿 的 秘 訣

　　保存蜂王漿必須放在冷凍庫，才不會腐壞。但是，蜂王漿經過冰凍後會變硬，不容易挖取。挖蜂王漿不能用金屬器具，因為蜂王漿一遇到金屬就容易變質。所以挖取蜂王漿必須用非金屬的食具（如：木匙、塑膠題、陶瓷匙等）去挖，才不會破壞蜂王漿的成分。

改善攝護腺腫大的飲食驗方

　　即使攝護腺腫大很嚴重，也不必擔心。下面要介紹食療的方法，能有效改善攝護腺腫大。

　　曾有位計程車司機因為攝護腺腫大非常嚴重，結果就靠這道「藥草精力湯」完全改善。這道精力湯係採用生鮮的藥草。生鮮的藥草，吃起來味道真的不是很好；不過，這杯精力湯還加入一些甜味的水果，藥草的生澀會被水果的香甜給蓋過去，所以嚐起來口味不會太差。那位攝護腺嚴重腫大的計程車司機，只吃了一個多月的「藥草精力湯」，沒想到困擾他多年的攝護腺腫大，竟然就消失無蹤，非常神奇！

●藥草精力湯

＊藥草

可到青草店買幾種生鮮的藥草，像是車前草、昭和草、左手香或魚腥草皆可。藥草可同時使用多種，但總量不可超過30g。藥草洗淨之後，加上水果200至300g（宜使用2~3種，種類任選：如蘋果、香蕉、鳳梨等）。將所有材料放入果汁機，加入冷開水（水面淹過藥草），充分拌勻，即可趁鮮飲用。這道「藥草精力湯」不僅有助於改善攝護腺腫大，對於其他如高血脂、高血壓與脂肪肝等慢性病也很有幫助。

＊特別推薦：桑葉湯

除了野生青草可當作生吃的藥草，本為水果的桑椹，它的葉子也非常好用。

桑葉含有特殊成分「苯基黃酮」，能減少黑斑的產生。蠶寶寶吃了桑葉之後不但變得渾身雪白，連吐出來的絲也晶瑩透亮；人們若經常喝以桑葉熬煮的湯飲，皮膚也會變得非常白嫩。據傳統中醫指出，桑椹從果實、葉子、樹枝到樹根全都可入藥。其中桑葉拿來入藥不僅去斑美膚，還能祛風濕，對改善攝護腺腫大也是功效顯著。

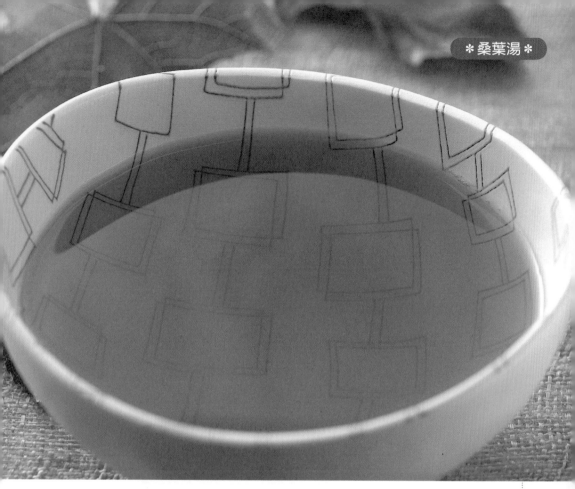

桑葉湯

材料：桑葉（生葉）50g。

作法：桑葉洗淨加水3000cc合煮，滾後轉小火續煮20分鐘，
濾渣待涼。

既然桑葉好處多多，不妨以「桑葉湯」取代冷開水來打精力湯。如果要生吃桑葉的話，效果會更好。取新鮮的桑葉數片（約30g），參照上述藥草精力湯的作法，加入200~300g的水果，用果汁機攪拌均勻就能吃了。

※若要論效果的話，「生吃桑葉」會比「桑葉湯」效果還來得好。

四種能助攝護腺消腫的湯飲

介紹四種可當日常解渴的對症飲料，只要輪流交替喝，日飲至少1200cc以上，對改善攝護腺腫大將有顯著的改善功效。

＊南瓜蒂

除了南瓜籽外，連南瓜的蒂頭都能幫助攝護腺消腫。

＊南瓜蒂湯

每顆南瓜都有個蒂頭。只取蒂頭與連接蒂頭部份的少許南瓜肉，一次要用六個南瓜蒂頭。切掉蒂頭的南瓜不耐久存；故別買太大的南瓜，要買小粒南瓜，一次買6個，如此一來才不會剩一堆吃不完的南瓜，又可取得足夠數量的南瓜蒂。

南瓜蒂湯

材料：南瓜蒂6個。

作法：南瓜蒂洗淨切碎，加水
1000cc合煮，滾後小火續
煮至500cc左右。分成兩、
三次喝完。

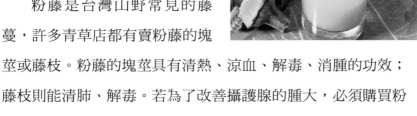

*粉藤

　　粉藤是台灣山野常見的藤
蔓，許多青草店都有賣粉藤的塊
莖或藤枝。粉藤的塊莖具有清熱、涼血、解毒、消腫的功效；
藤枝則能清肺、解毒。若為了改善攝護腺的腫大，必須購買粉
藤的塊莖。

*粉藤湯

　　可將「粉藤湯」與「南瓜蒂頭湯」當作日常的解渴飲料，
輪流交替喝。因為這兩種湯飲都帶有藥性，宜喝三天停一天比
較妥當。

　　另外兩樣湯飲則與綠茶有關。綠茶含有茶多酚，有助於消

除體內的自由基，可以防病抗老，改善攝護腺腫大。

粉藤湯

材料：粉藤180~200g（取新鮮的莖）紅糖15g。

作法：將粉藤洗淨、切小段，加水1500cc大火煮滾後，轉
小火續煮20分鐘，濾渣後酌加紅糖即可飲用。

＊通草

通草具利尿、清熱的功效，白色有彈性的品質最好，略帶
黃色的通草功效稍差，可到青草店或中藥房購買。

＊蓮蕊

蓮花花蕊是蓮花的雄蕊，在中藥裡被稱為「蓮蕊鬚」，具
有清心通腎，益血固精，烏鬚黑髮的功效，對改善攝護腺腫大
也有相當的助益。可到中藥房購買蓮蕊鬚，棕黃色或棕褐色均
可。一次用20g，另外搭配5g的甘草。

　＊綠茶通草湯

「綠茶通草湯」必須要與「綠茶蓮花湯」搭配，各兩天輪
流交替喝。

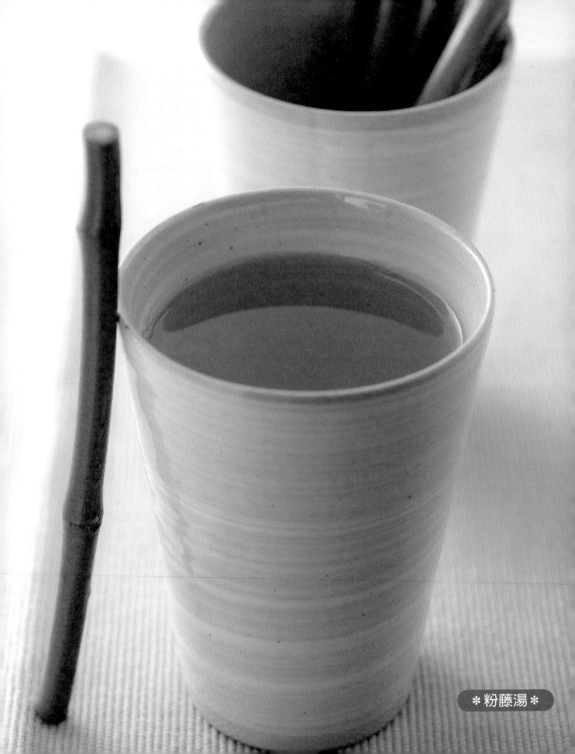

＊粉藤湯＊

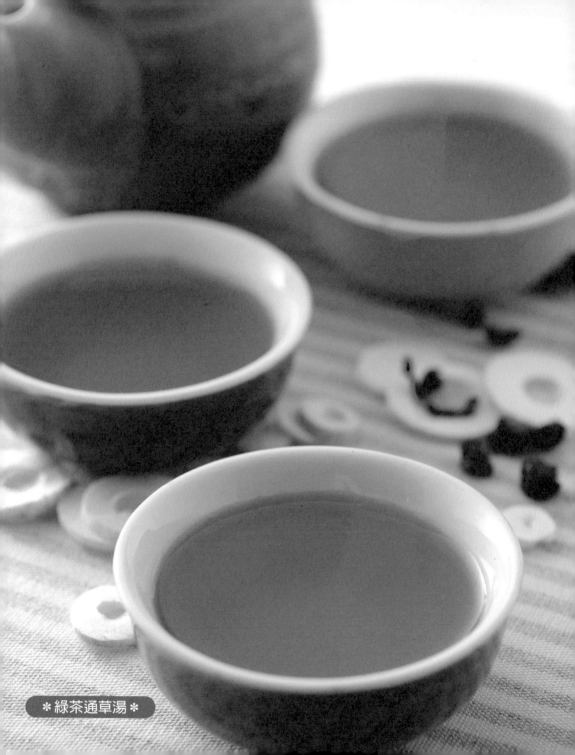

＊綠茶通草湯＊

綠茶通草湯

材料：綠茶5g、通草10g、小麥25g。

作法：

1. 小麥與通草加水800cc合煮，滾後轉小火續煮20分鐘，濾渣取湯。

2. 將小麥通草熱湯沖綠茶，20分鐘後，分3次飲用。

綠茶蓮花湯

材料：綠茶5g、蓮花蕊 20g、甘草5g。

作法：蓮花蕊、甘草加 水600cc，滾後加入 綠茶，沖茶20分鐘即 可，分三次飲用。

＊小叮嚀：蓮花蕊又名 蓮蕊鬚，中藥店有售。

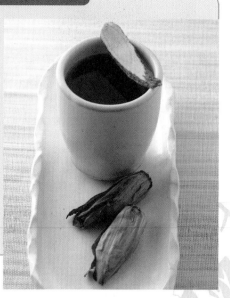

攝護腺機能不像腎臟或腦部的細胞，一旦退化就沒挽回的機會。我們可透過對症飲料來活化已衰退的攝護腺，使其機能再度恢復。只要將以上四種湯飲當作日常飲料，不論對初期、中期或很嚴重的攝護腺腫大，都有顯著的食療功效。

改善攝護腺腫大的日常食譜

改善攝護腺腫大，應從日常三餐做好飲食的加強。建議早餐吃薏仁綠豆湯與苜蓿芽精力湯，不但有助延緩老化，也可改善攝護腺腫大。這兩道湯裡，因添加富含「鋅」的南瓜籽或南瓜籽油，改善攝護腺腫大的功效會更強。

薏仁綠豆消腫湯

材料：薏仁90g、綠豆30g、山藥150g、南瓜籽油3cc。
作法：
1. 山藥洗淨，去皮切丁。
2. 薏仁與綠豆洗淨，用1000cc水泡4小時後，以大火煮滾，轉小火續煮至熟，再放山藥丁煮15分鐘即可。
3. 吃時再加入南瓜籽油。

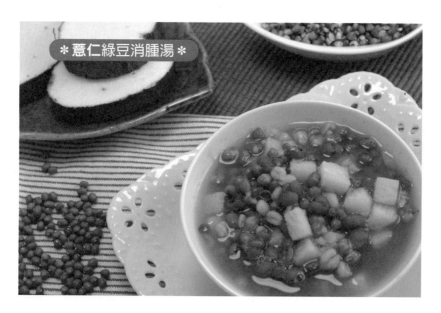

* 薏仁綠豆消腫湯 *

　　早餐推薦吃這兩道：「薏仁綠豆消腫湯」跟「南瓜子精力湯」，尤其是中年之後若能經常喝「南瓜籽精力湯」，攝護腺就一定不會出問題。

物理保健：鍛鍊下半身

　　當攝護腺腫大時，往往會導致排尿困難。尤其當我們蹲坐或站立超過30分鐘，就會使下半身充血，進而導致攝護腺腫大和尿道縮小，這麼一來，排尿就不順了。為了促進下半身（尤

南瓜籽精力湯

材料：苜蓿芽100g、有機蔬菜三種各100g、海帶芽（乾品）1g、南瓜籽30粒、南瓜籽油5cc、胡蘿蔔2條、蘋果1個、三寶粉（大豆卵磷脂、小麥胚芽、啤酒酵母）各5g。

作法：

1. 胡蘿蔔去皮切塊，榨出原汁；蘋果去皮去核切丁。
2. 海帶芽與南瓜籽用溫開水浸泡20分鐘，瀝乾。
3. 胡蘿蔔汁倒入果汁機中，分次加進有機蔬菜、苜蓿芽、南瓜籽、海帶芽、南瓜籽油及三寶，充分攪拌均勻，便可趁鮮進食。

其是下腹部）的血液循環，已步入中年的男人只要經常做這個「收腹提肛運動」，鍛鍊下腹部的肌肉群，就能有效防止攝護腺腫大。

●收腹提肛運動

「收腹提肛」究竟是什麼呢？說穿了並不難。就是我們趁著吸氣的時候收小腹，並縮緊肛門。所謂的「提肛」，指的就是縮緊肛門。收腹提肛的動作只在吸氣的時候做，吐氣的時候就開始放鬆。這個收放動作無論站著、坐著，甚至行走之間都

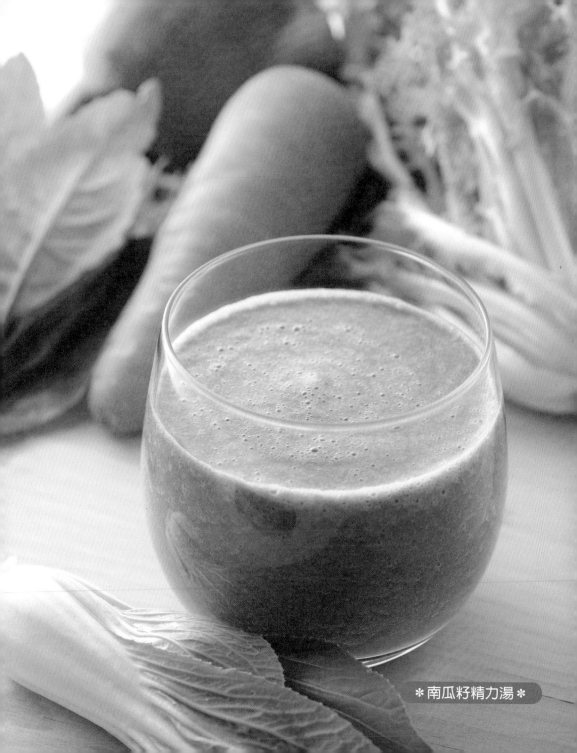

＊南瓜籽精力湯＊

可以進行，早晚各練習一次，每次持續做上一百回。

收腹提肛的力道要用對，否則也沒效！如果一時之間做不來，那麼有個訣竅可以幫助你進入狀況。我們暫且不管「提肛」，先縮緊小腹，將肚子往內收，當小腹縮進去之後，接下來才將肛門縮緊。這兩個動作分開來做，就覺得容易多了。

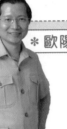

✳ 歐陽老師的叮嚀 ✳

保養攝護腺，
先從防老化開始！

預防重於治療，只要步入中年，就要開始多吃有益於攝護腺保養的飲食，並且多做身體的鍛鍊，自然就不易老化，攝護腺也不易出狀況。食療不比藥療，無法立竿見影，總要耐心吃上半個月，才能逐漸出現療效，病情才會開始顯著好轉。有病固然要先找醫生治療，然而在醫療的過程中，只要能同時改善生活作息與飲食內容，攝護腺腫大自然就會好得更快！

斷食法

　　當人體停止進食時，身體為了維持生理機能，會消耗熱量。所以當斷食時，身體就會從體內找到多餘的物質，諸如皮下脂肪、良性瘤或癌組織等，把這些物質當作燃料來燃燒，以取得熱量來維持生命，這種燃燒的現象即稱為「自體融解」。

　　中醫講得好：「不通則痛、通則不痛」，到底造成氣血不通的障礙物是在哪裡呢？往往是檢查不到的，此刻只要利用斷食的「自體融解」，讓身體在斷食期間開始來做工，身體是很奧妙的，自然就會找到這些障礙物，然後把它燃燒掉，產生熱量來維持生命，於是障礙物便逐漸被消除，氣血便從不通變成通了，原來的「痠、痛、腫、癢」便逐日減輕，最後就完全消失了，這便是斷食最大的功能。

【何謂果菜汁斷食法】

　　斷食的方式有很多種。最激烈的要算是清水斷食了！也就是說，斷食期間只喝清水，完全不吃任何流體或固體的食物。因為完全不攝取熱量與礦物質、維生素，便可能會產生許多突發狀況，如暈倒、虛脫等。其它的斷食法則或多或少會吃些飲料或水果，像是楓糖斷食法、牛奶斷食法，還有完全只吃水果的葡萄柚斷食法、蘋果斷食法等。在這麼多斷食法當中，我認為斷食手段最為溫和且療效最大的就是「果菜汁斷食法」。

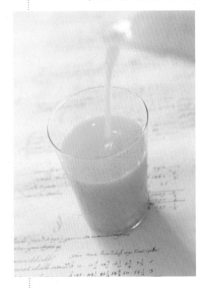

　　「果菜汁斷食法」，並非一天到晚都不進食，一天至少吃到五次以上的果菜汁，甚至吃更多次。果菜汁除了提供人體必需的基礎熱量，不會讓人餓得頭昏眼花；還含有豐富的維生素C與多種礦物質，也帶有生鮮蔬果豐富的酵素，能促進人體排毒。既然，斷食是排毒的有效途

徑，那麼藉由天然果菜汁補充多種的維生素、礦物質與酵素，體內毒素自然就會排除得更徹底！

由於每隔2~3小時喝一次果菜汁，飢餓感比較輕微，可先從短期的一日斷食法開始嘗試，慢慢地可將斷食的日數延長到五天、七天，甚至可斷食21天，我輔導重症患者多半是採用21天的果菜汁斷食，不但安全而且非常有療效！

先簡介斷食療程的基本概念與步驟，接下來，就針對本書所提到的類風濕關節炎、高血壓與糖尿病，患者若欲自行實施果菜汁斷食時，必須掌握的幾個要訣。

斷食三部曲

完整的斷食一定要分成三階段：❶先「減食」❷然後「斷食」❸最後要「復食」。以下介紹各階段的執行要點：

●減食階段：可安排兩天，從七分飽進入到五分飽

＊份量減半，不吃澱粉

減食，也就是攝取的食物減量。比如說，減食第一天，只吃七分飽；第二天則降為五分飽。而且，從七分飽進入到五分

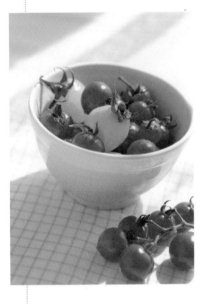

飽開始，就完全避開澱粉類的食物，只吃蔬菜與水果。

像是蔬菜當中的馬鈴薯、山藥、芋頭等根莖類，因含有澱粉，也是避開不吃。只吃葉菜類與水果，吃到半飽就好。

＊減食過程的飲食要訣

減食比較容易，只要飲食清淡，烹調時要少油少鹽少糖，完全不吃點心，只保留正餐；並且禁掉所有嗜好品，像是菸酒、咖啡、檳榔或口香糖等，一律暫停。

除此之外，從減食的第一天，就要開始喝魚腥草茶，一天至少喝1200cc以上，這樣子斷食排毒的效果會更好。

●斷食階段：確實執行，輕鬆度過

斷食階段必須視個人情況來決定天數的長短。一般來說，只要確實執行，從三天、七天到十天，都會輕鬆度過。

＊遵照流程來飲食

在斷食的階段千萬別因肚子餓或嘴饞而偷吃！很多人就是

因為受不了誘惑而偷吃，結果前功盡棄。其實，果菜汁斷食每隔2~3小時便吃一次，飢餓的感覺是很輕微的。

斷食的食譜排程，建議如下：

1	起床時	熱湯300cc
2	運動後	果菜汁200cc
3	早餐	熱湯300cc
4	上午10:00	果菜汁300cc
5	午餐	熱湯300cc
6	下午3:00	果菜汁300cc
7	下午4:30	果菜汁300cc
8	晚餐	熱湯300cc
9	晚上8:00	果菜汁200cc
10	睡前	熱湯200cc

（一天排10餐，有時候可因病情的需要，增加到11~13餐）

＊斷食期間喝飲料的要訣：先含口至少30秒鐘

斷食中所喝的任何液體，都要先含口30秒鐘以上，刺激口水大量分泌，幫助消化吸收，切勿囫圇吞棗，否則很容易出現脹氣。斷食的前三天會比較辛苦，難免會有飢餓感，但從第四天開始，便漸入佳境，愈來愈舒服，整個人會覺得神清氣爽，

飢餓的感覺幾乎全部消失，直到那一天飢餓感重新出現，並且愈來愈餓時，便是該復食的時候了，不可再盲目地往下繼續斷食，否則會傷及整體健康。

●復食階段：安全斷食的終極關鍵

斷食中，胃幾乎呈現靜止休息狀態，在復食階段「食量」一定要由少而多，「纖維」由細而粗，要從三分飽→四分飽→五分飽→六分飽→七分飽→八分飽，千萬不可立即大量進食，以免傷害消化系統而前功盡棄。就像車子很久沒發動，必須先暖車後才能開動，同時每一口食物均要細嚼慢嚥，才會順利消化吸收，以免胃脹難受。

＊復食的天數寧願拉長，不可縮短

復食的天數＝斷食的天數 ÷ 3，也就是說，如果斷食3天，復食就需要1天。（但是，為了安全起見，只有一天的復食階段，最好再加上1天，使之變成兩天，復食會更加順利。）如果你斷食6天，復食2天就好。如果斷食7天，7除以3等於2還有餘數，則需再加1天，復食階段就等於2天再加1天，也就是斷食7

天，復食便需要3天。

＊復食的漸進式食譜

　　經過幾天完全不吃固體食物，胃腸處於休眠的狀態。所以，我們不但在食量上必須採漸進式，從三分飽、四分飽、五分飽、六分飽……階段性地逐量增加，還必須從低纖維吃起，不要馬上吃到粗纖維。每一口吃進去的食物也都要細嚼慢嚥。

　　復食的食量，基本原則是從三分飽、五分飽，再慢慢增加到七分飽。舉例來說，如果是3天復食，第1天（流質）約五分飽，第2天（低纖維）約六分飽，第3天（中纖維）則七分飽，第4天則可恢復正常飲食。

　　如果是14天的復食，第1~2天（流質）約三分飽，第3~5天（流質）約四分飽，第6~8天（低纖維）約五分飽，第9~11天（低纖維）約六分飽，第12~14天（中纖維）則七分飽，之後就可恢復正常飲食。平日飲食仍以七~八分飽

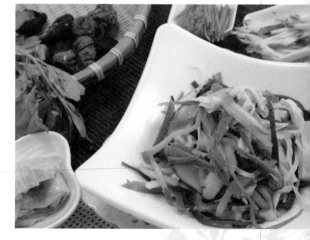

為恰當，若吃得太飽也是有礙健康的。

＊復食三天的飲食範例

● 復食第一餐：木瓜泥

　　吃第一餐最重要，務必要細嚼慢嚥。雖然木瓜泥已經用果汁機打得很細了，但是吃的時候還是要在口中咀嚼一分鐘後才吞下，讓口水來幫助消化。如果一口氣把整杯木瓜泥喝下去，很可能會腹脹難過一整天。

木瓜泥

材料：木瓜200g。

作法：木瓜去皮去籽
　　　切碎，加溫（冷）
　　　開水200cc用果汁
　　　機打成泥。

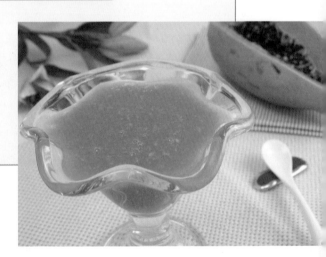

● 復食第二餐：糙米濃湯

　　第二餐則要吃到糙米濃湯，先將糙米煮到熟爛，然後取少許糙米粒連同米湯用果汁機打成泥，這是很稀的米湯，纖維很細，但能快速補充熱量與營養。

● 復食第三餐：蔬菜泥

　　接下來就要從單一食物提升到多元食物的攝取了，蔬菜泥包含許多食材，如：胡蘿蔔、大黃瓜、馬鈴薯、香菇、海帶、高麗菜、大白菜、豆腐等，加上2~3倍的水（一碗的菜搭配2~3 碗的水），大火滾後轉小火續煮20分鐘，將已煮熟的菜料與菜湯用果汁機打成泥。

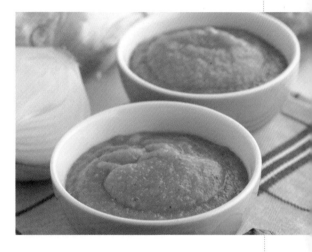

● 復食第四餐之後：逐漸提高食物的纖維度

　　復食的纖維度，基本原則是要由流質食物，漸進到低纖維，慢慢地增加粗纖維食物，才不會傷及腸胃。可參考下表：

	流 質	低纖維	中纖維
主食	糙米濃湯、燕麥濃湯	糙米稀粥、燕麥稀粥、全麥麵線、米苔目、冬粉	糙米濃粥、燕麥濃粥、全麥麵條、粄條、米粉
副食	馬鈴薯濃湯、山藥濃湯、南瓜濃湯、海帶濃湯、濃豆漿	馬鈴薯糊、山藥糊、南瓜糊、煮爛的海帶芽、豆腐、軟的蔬菜（如莧菜、小白菜等）	煮爛的馬鈴薯丁、煮爛的山藥丁、煮爛的南瓜丁、煮爛的海帶、豆乾、硬的蔬菜（如高麗菜、青椒等）
水果類	木瓜泥、番茄泥、火龍果泥、水蜜桃泥	木瓜、番茄、火龍果、水蜜桃	水梨、鳳梨、柳橙、蘋果

- 糙米濃湯、燕麥濃湯、全麥麵糊做法：

適量糙米、燕麥片或全麥麵粉先加適量的水調勻，用慢火熬煮成濃湯，約煮20~30分鐘，然後濾渣喝湯。

- 馬鈴薯濃湯、山藥濃湯、南瓜濃湯、海帶濃湯做法：

適量馬鈴薯、山藥、南瓜或海帶，有皮去皮，切碎加適量的水，用慢火熬煮成濃湯，約煮20~30分鐘，然後濾渣喝湯。

- 馬鈴薯糊、山藥糊、南瓜糊做法：

適量馬鈴薯、山藥或南瓜，均去皮切丁加適量的水煮至熟爛，然後用果汁機將已熟的材料與菜湯混合打成糊狀。

　　以上為復食的重要概念及幾種參考食譜，不過餐飲內容可以千變萬化，不妨自行搭配組合。完成整個斷食過程後，因為體內十分潔淨，吃東西要特別小心，不管好的或不好的食物，都會立刻被吸收，因此要儘量避食炸、煎、燻、烤食物，並且勿吃加工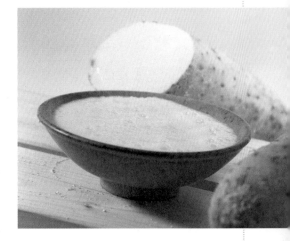食品如蜜餞、泡麵、罐頭、臭豆腐、人工素料、飲料等，多吃新鮮蔬菜水果、五穀雜糧，三餐均朝向生機、健康的飲食，便能根本改善體質，重現活力，讓你有驚喜的蛻變！

讓斷食效果更好的必要功課

●斷食期間要每天運動

　　斷食的最大目的是排毒，需靠運動加速全身的新陳代謝，讓體內毒素藉由發汗排出。即使覺得無力疲倦，也要努力運動，排毒效果才會更好，不要因為覺得累而整天躺著或坐著。

做什麼運動比較好呢？其實，挑些自己喜歡的運動即可，就算只是快步走，或做做能伸展四肢的柔軟操都行，不過最重要的是要在清晨，到空氣新鮮的公園或綠樹多的戶外進行深呼吸。深呼吸對身體的幫助最大，最好學習「吸吸呼」，先用鼻子連吸兩次，第一次自然呼吸，第二次用鼻子將空氣吸到不能吸為止，第三次用嘴巴慢慢地吐氣，這種「吸吸呼」可快速提升血液含氧量，使得免疫力增強。

●每天進行乾刷

乾刷是一種全身按摩法，能使全身毛細孔暢通，加速新陳代謝，活化細胞，提升抵抗力，達到防癌保健的效果，可說是小兵立大功。只要將天然的菜瓜布用水泡軟，再將多餘的水擰乾，不沾肥皂，由腳底開始，順著腳、小腿、大腿、腹、臀、腰、胸、手掌、手臂、肩膀、頸、耳的順序往上刷，刷時朝向心臟的部位刷即可。

●每天刮舌苔

舌苔是一種混合口腔細菌代謝物、黏膜細胞剝落物、食物

殘渣等的苔狀物，附著於舌頭表面，於斷食期間最容易產生，最好要天天刮。可於每天早晨刷牙與每晚臨睡前，使用小湯匙或專用刮舌板，由舌根輕輕往前刮約30秒，刮完後再刷牙。一般來說，舌苔由薄而厚、由少而多，即表示內火上升；若是由厚變薄、由多變少，則表示能量逐漸恢復，身體正在好轉。

●每天進行自我灌腸（咖啡灌腸）

純正咖啡粉10g（不可用三合一咖啡）直接用150cc沸水沖泡，充份調勻，並用濾網將咖啡細渣濾掉。然後加入溫開水，總水量達到2000cc，調好的咖啡液溫度要與體溫接近，用手指觸摸感覺微溫即可。（特別注意，不可用自來水，以防細菌感染）

＊灌腸步驟

1. 將調好的咖啡倒入灌腸器中（要先將灌腸器引流管上的止水開關關住，以免咖啡流出），然後將灌腸器掛在較高的牆壁上（高度只要超過頭部就可以）。

2. 將引流管末端塗上潤滑油（如橄欖油、凡

士林等），然後用手加以旋轉慢慢插入肛門，插進約7~8公
分的長度，再將止水開關打開，讓咖啡液自然流入大腸，十
分舒服。

3. 咖啡液可分段流入，每次700cc左右，總咖啡量2000cc，分三
次使用。

4. 每一次咖啡進入大腸後，要稍稍忍住，用雙手以順時針方向
按摩腹部（或用小型震動的按摩器加以幫助，按摩的效果會
更好），等到便意強烈時，再順其自然讓廢物排出。

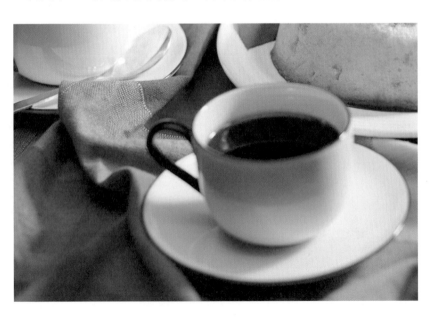

5. 要記得，是灌進一次咖啡，按摩腹部一次，然後排便一次，請千萬不要搞錯，不是進三次，才排一次。

6. 排便後可以立刻洗澡，您就感覺到身體裡外皆乾淨，真是快樂似神仙。

　　這種咖啡灌腸法可以加強腸道的蠕動，淨化腸道的效果非常的好。一般人也可以單純用溫開水灌腸，並不一定要用咖啡來灌腸。

針對類風濕關節炎的斷食法

●斷食天數：7~21天

　　不論是中西醫，對於類風濕性關節炎都是採取控制的方式，尤其是用來止痛的類固醇，若長期服用，最後連腎臟都會出問題。所以針對類風濕關節炎，應該採取自然療法改善體質會比較妥當。

　　以自然療法中的「果菜汁斷食」，來改善類風濕關節炎，可在一個月內便看到顯著的功效。下面將介紹適合「類風濕關節炎」的斷食食譜。

類風濕關節炎的斷食食譜

時間	內容	備註
早餐	艾草紅棗湯500cc	一定要喝溫熱的，不可加糖，味微苦。
運動後	蘋果汁300cc	要現榨現喝。
早餐	冬瓜利尿湯300cc	一定要喝溫熱的。
上午10點	胡蘿蔔汁300cc	要現榨現喝。
午餐	冬瓜利尿湯300cc	一定要喝溫熱的。
下午3點	蘋果汁300cc	要現榨現喝。
下午4點	艾草紅棗湯300cc	一定要喝溫熱的，不可加糖，味微苦。
下午5點	胡蘿蔔汁300cc	要現榨現喝。
晚餐	冬瓜利尿湯300cc	一定要喝溫熱的。
晚上8點	蘋果汁300cc	要現榨現喝。
睡前	艾草紅棗湯200cc	一定要喝溫熱的，不可加糖，味微苦。

　　以上的斷食食譜，可以參考「歐陽英樂活生機網」（www.oyoung.com.tw）的「量身對症開食譜」單元，可找出更多的對症飲料與對症果菜汁，食譜才可多做變化。

＊依病情程度來決定斷食天數

　　罹患類風濕關節炎的朋友，如果感到關節腫痛，就應該採用「果菜汁斷食法」來改善體質。至於斷食的天數，可視病情的輕重來決定。

輕微的類風濕關節炎，關節尚未變形，不妨進行7~10天的斷食，結束斷食療程後，再進行六個月的素食調養。如果是嚴重的類風濕關節炎，就應該進行21天的果菜汁斷食，斷食結束後也必須再吃半年的素食，才能夠徹底改善體質。

糖尿病患者的斷食療法

糖尿病是新陳代謝失調所引起的慢性病，除了要改善日常飲食外，也可以進行果菜汁斷食法，讓糖尿病好得更快！

●糖尿病患者的一日斷食法

先介紹一天的簡易斷食法，只要利用週末假日。週六先做減食，週日做一天的果菜汁斷食。然後週一復食，前後三天，如能經常這樣做，一定可以穩定血糖，讓糖尿病好得更快！

為了要加強斷食的功效，週日只喝一次果菜汁，傾向於做「清水斷食」，清水斷食的療效其實最強，只因為怕出現副作用，不敢用在多日的斷食，但只是一天的斷食，就比較不擔心副作用的發生，因此便設計這種接近一天清水斷食的食譜，來幫助大家得到更好的療效。

糖尿病的一日斷食食譜

星期	三餐	餐飲內容	備註
週六：減食	早餐	平常糖尿病的飲食（吃到半飽）	請參考本書糖尿病單元
	午餐	只吃蔬菜與水果（吃到半飽）	蔬菜要選用葉菜，水果要吃甜度低的。
	晚餐	山藥豆漿（吃到半飽）	豆漿不要太濃，200~300cc的豆漿加上山藥（100g），用果汁機拌勻。
		整天喝魚腥草茶1200～2500cc	魚腥草茶不但利尿，因屬鹼性，可以平衡體內酸鹼值。
週日：斷食	早餐	不甜的果菜汁300cc	番茄汁或西洋芹菜汁、胡蘿蔔汁或檸檬水都可以。
	午餐	只喝乾淨的水	礦泉水、濾水器的淨水鼓勵生飲，白開水亦可以喝。
	晚餐	只喝乾淨的水	礦泉水、濾水器的淨水鼓勵生飲，白開水亦可以喝。
		整天喝魚腥草茶1200～2500cc，並多做運動以促進排毒。	魚腥草茶可當作解渴飲料。
週一：復食	早餐	山藥豆漿（吃到半飽）	一定要咀嚼一分鐘以後再行吞嚥
	午餐	葉菜與甜度低的水果（吃到半飽）	一定要細嚼慢嚥
	晚餐	恢復到原來的飲食（吃到半飽）	一定要細嚼慢嚥
		整天喝魚腥草茶1200～2500cc	魚腥草茶可當作解渴飲料，有助於降低血糖值。

　　糖尿病大半是因飲食過於精緻所引起，而且很多患者多屬肥胖。果菜汁斷食不但可以快速減重，還能顯著改善糖尿病。

●糖尿病患者的三日斷食法

若要糖尿病好得更快，可將斷食天數延長，譬如先做三日斷食，待有心得後，再進展到7天、10天，甚至於21天。

再介紹一個三日斷食的食譜，大家便可以舉一反三，針對各種病症在家進行斷食DIY。

糖尿病的三日斷食食

時間	飲料名稱	備註
起床時	番石榴嫩葉茶300cc	要溫熱飲用
運動	到綠樹下散步	要配合深呼吸
運動後	小麥草汁30cc＋檸檬汁10cc	小麥草要現榨現喝
早餐	空心菜玉米鬚湯300cc	要溫熱飲用
上午10點	番茄汁300cc	要現榨現喝
上午11點	番石榴嫩葉茶200cc	要溫熱飲用
午餐	空心菜玉米鬚湯300cc	要溫熱飲用
下午3點	小麥草汁30cc＋檸檬汁10cc	小麥草要現榨現喝
下午4點	番茄汁300cc	要現榨現喝
下午4點	番石榴嫩葉茶200cc	要溫熱飲用
晚餐	空心菜玉米鬚湯300cc	要溫熱飲用
晚上8點	小麥草汁30cc＋檸檬汁10cc	小麥草要現榨現喝
睡前	番石榴嫩葉茶200cc	要溫熱飲用

果菜汁斷食的神奇功效

1. 斷食可以迅速排毒，重建免疫系統，透過日後的正確飲食，增強抗病力。

2. 斷食能清潔血管，淨化血液，融解血栓、清除中性脂肪與不良膽固醇，改善全身循環，預防心血管疾病，避免中風。

3. 融解多餘脂肪，能自然減肥，安全又迅速，瘦者在排除宿便後反因消化吸收能力轉強，而逐漸增胖。

4. 刺激荷爾蒙分泌，活化身體機能，排泄體內宿便與毒素，全身皮膚必泛現光澤、潔白、細嫩，從體內環保做起，達到快速美容的效果，回復年少時的青春美麗！

5. 冰冷的四肢迅速改善，手指呈微紅色，僵硬之關節、頸部、肩胛均會一一舒解痠痛，回復正常。

6. 因斷食的「自體融解」現象，會改善體內各種的結石症，較小的結石逐漸融解排出體外（但結石過大者，必須就醫）。

誰需要斷食

　　現代人的生活環境中，充滿了殘留農藥的蔬果、污染的汽

機車廢氣、加工食品的防腐劑及添加物，飲水中的氯等外在污染，並且在工商業繁忙社會中，更因身體排泄不順造成腸內廢物長期累積，工作上壓力及情緒上失控均造成心理方面的負面壓抑，這是更可怕的內在污染！這種內、外在的污染，宛如一顆潛伏的不定時炸彈，會在何時引爆呢？不知道！但可確知引爆日便是大病臨頭之日！

●什麼時候需要排毒？

1. 身體不健康的人，自覺不對勁，但卻檢查不出什麼病。

2. 臉色黯淡無光澤，面容憔悴。

3. 新舊黑斑長駐臉上，無法消除，應從改善內臟著手，美麗自會從體內發出來。

4. 全身出現皮膚病，如紅腫、癢、癬、過敏、脂肪瘤等。

5. 長期腸胃病，如胃痛、潰瘍、便秘、下痢、胃下垂、胃酸過多、消化不良等。

6. 諸多雜症，如頭痛、頭暈、口臭、狐臭、體臭等，均是體內毒素所造成。

7. 臉上青春痘不斷滋生（即體毒不斷地產生）。

8. 發現有腫瘤，不論良性或惡性，均應立刻改善飲食，並用果菜汁的安全斷食法，來排除體毒，改善生癌體質。

9. 一般成人病如高血壓、心臟諸症、糖尿病、腎臟病等因代謝障礙所引起的疾病，用果菜汁斷食法，可有效改善。

10. 一般小孩的體質缺陷，容易感冒，長期的咳嗽、氣喘等，甚至老年人的循環不良所造成的疾病，運用果菜汁斷食，均是安全可靠的自然療法。

休息是為了走更長遠的路

每個人的身體長年累月都會囤積多餘的營養或廢物，偶而讓腸胃休息一下，讓過剩的營養充分燃燒，並將體內的宿便徹底清除！這種全身大掃除的方式，對健康的維護，有著十分神速的宏效，許多莫名的痠、痛、癢、腫，就因此不藥而癒！

休息是為了走更長遠的路！且讓我們的身、心、靈暫時休息一下！在果菜汁斷食的靜養中，迅速地步入自然療法的康莊大道！

身體文化 86

歐陽英 生機食療

自療精典 ③ 【慢性文明病系列】

作　　者—歐陽英、徐凡

文字整理—張華承、張惠雯、廖寧

封面、內頁攝影—徐博宇工作室、潘漁

副總編輯—心岱

特約編輯—何淑芳

美術設計—葉鈺貞工作室

執行企劃—艾青荷

校　　對—歐陽英、何淑芳、李宜靜

董 事 長
發 行 人—孫思照

總 經 理—莫昭平

總 編 輯—林馨琴

出 版 者—時報文化出版企業股份有限公司
10803台北市和平西路三段二四〇號三樓
發行專線—(〇二)二三〇六—六八四二
讀者服務專線—〇八〇〇—二三一—七〇五、(〇二)二三〇四—七一〇三
讀者服務傳真—(〇二)二三〇四—六八五八
郵撥—一九三四四七二四時報文化出版公司
信箱—台北郵政七九～九九信箱

時報悅讀網—http://www.readingtimes.com.tw

電子郵件信箱—ctliving@readingtimes.com.tw

法律顧問—理律法律事務所　陳長文律師、李念祖律師

印　　刷—華展彩色印刷有限公司

初版一刷—二〇〇八年五月五日

定　　價—新台幣四二〇元

⊙行政院新聞局局版北市業字第八〇號
版權所有　翻印必究
（頁或破損的書，請寄回更換）

國家圖書館出版品預行編目資料

歐陽英生機食療自療精典. 3, 慢性文明病系列
/歐陽英, 徐凡著. -- 初版, -- 臺北市：
時報文化, 2008.05
面；　公分. --（身體文化；86）

ISBN 978-957-13-4837-7（精裝附光碟片）

1. 生機飲食　2. 食療　3. 食譜　4. 慢性病防治

411.37　　　　　　　　　　97007099

ISBN：978-957-13-4837-7

Printed in Taiwan

Welcome to
http://www.oyoung.com.tw

傳達最正規的生機食療資訊，探索樂活心靈的平台

歐陽英樂活生機網
全球首家生機食療中文網平台

●歐陽英生機新知

　　歐陽英老師20餘年經驗談，共分五個單元—歐陽英養生談、常見疾病調養、臨危急救單元、各種疾病宜忌、各種營養素一覽表。每週主打健康專題系列，以深入探討的寫法，為您講解不同的健康主題。

●歐陽英健康廚房

　　千道以上獨家養生食譜，包含生機主食、生機副食、對症調養飲料、對症調養果汁、家常保健料理，這些皆是集合歐陽英老師多年臨床的驗證。疾病纏身，靠正確的飲食解救，對症調養的飲食，不但支持身體所需的養分，也幫助對抗病症。

　　每個食譜步驟都仔細解說，並詳細附有食譜功效、小叮嚀，讓您了解更多的食材宜忌。簡易的食療作法，如同歐陽英老師在旁為您指導講解，細微的步驟及叮嚀，淺顯易懂。

●歐陽英對症驗方

　　本網站主打的調養方案，僅需三個步驟即可找出您需要的生機調養食譜。依照身體症狀點選，即附上疾病症狀的生機新知及生機食譜，讓您以簡易步驟即可搜尋所需的資訊。

●健康遊戲

　　歐陽英健康遊戲公園單元，以輕鬆方式為您檢測身體狀況，了解自我體質。不僅附有檢測結

果，還為您作出最貼心的叮嚀及對症調養食譜，讓您透過健康遊戲，可立即得知目前身體的健康分數。共分有攝護腺肥大危機、膳食纖維、慢性疲勞症候群、煙癮檢測、高血脂檢測…等多種項目。

●教學站影音教學

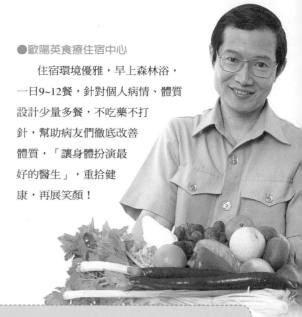

教學站有對症調養、專題演講、烹飪教學、食療新知、美容瘦身、養生保健、戶外參觀的影音呈獻。以多媒體影音教學，讓歐陽英老師為您道飲食說生機，讓您更容易瞭解生機食療的奧妙！

●歐陽英食療住宿中心

住宿環境優雅，早上森林浴，一日9~12餐，針對個人病情、體質設計少量多餐，不吃藥不打針，幫助病友們徹底改善體質，「讓身體扮演最好的醫生」，重拾健康，再展笑顏！

隨時歡迎來參觀
這是一面渡假，一面養病的最佳環境！
歐陽英飲食調養軟體

歐陽英老師舉辦「生機飲食調養師培訓班」已8期，將26年的臨床精華及個人成功的生機飲食創業模式，融入課程中，讓想從事生機飲食業的有心人士，能掌握成功的捷徑，只要懂得輔導病人，掌握食療輔導的技術，客源就會越來越旺，再加上歐陽英老師站台造勢，開店必定在短期內便開始財源滾滾！

歡迎索取「歐陽英生機飲食調養軟體V3」及「食療果汁吧開店軟體」的軟體功能介紹手冊，以及「生機飲食調養師培訓班」簡章。

歐陽英老師親自主持
欲住宿者，請洽
●電話：0936-841-588
　　　　03-321-9900、03-321-0069
●FAX：03-322-2200
●地址：桃園縣蘆竹鄉福祿一街37號
　　　　歐陽英老師收

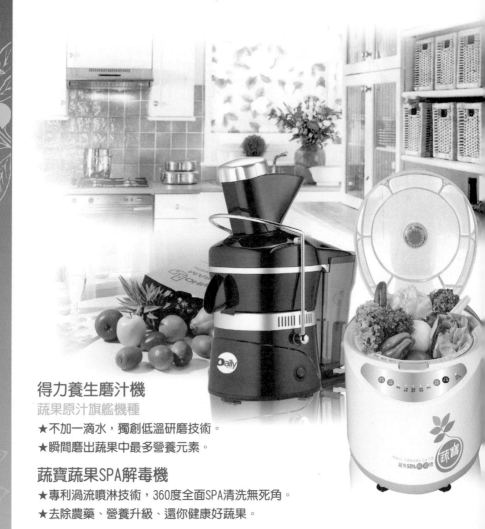

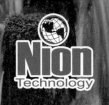

首創電觸媒奈子科技
奈子負離子釋放機

奈子小金剛AG-105

奈子科技
Nion Technology

材料符合環保
低電流、低耗電
品質佳－製造自然氫氧根負離子
負離子釋放量大（200萬 ion／cm³／sec以上）
無耗材

NT：$19500

源源不絕地釋放森林浴般的芬多精負離子
淨化空氣，清除空氣中的懸浮微粒與病媒
遠離病菌，守護您的健康。

威 加 國 際 股 份 有 限 公 司
DYNAS INTERNATIONAL CORP.
客服專線：02-2791-9559
www.niontech.com

經絡按摩 vs. 生機食療

生機食療大師 **歐陽英**
新傳統醫學權威 **吳長新**

現代人生活作息緊張、工作壓力龐大，又缺乏適度運動、飲食習慣不良，一不注意，大小病痛就悄悄上身！

生病時應儘速就醫，讓醫生幫助你查明病因、解決病狀；平時則要注重日常的身心保健和飲食管理，才能享有永續的健康生活。

這本內容豐富而實用的長生學大全，將告訴你如何運用簡易的經絡按摩與清新的生機食療，從根本做起，力行最健康、自然的養生之道。

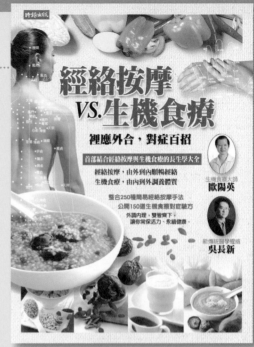

時報出版

經絡按摩 VS.生機食療

裡應外合，對症百招

首部結合經絡按摩與生機食療的長生學大全

經絡按摩，由外到內順暢經絡
生機食療，由內到外調養體質

整合250種簡易經絡按摩手法
公開150道生機食療對症驗方
外調內理、雙管齊下，
讓你常保活力、永續健康。

生機食療大師
歐陽英

新傳統醫學權威
吳長新

定價◎600 元

健康好禮三重送 抽獎回函卡

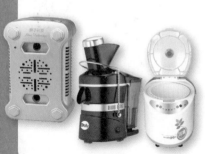

姓名：＿＿＿＿＿＿ 性別：＿＿ 生日：＿＿＿＿

職業：＿＿＿＿＿＿＿＿＿＿＿＿＿＿＿＿

聯絡電話：(日)＿＿＿＿＿＿ (夜)＿＿＿＿＿

行動電話：＿＿＿＿＿＿＿＿＿＿＿＿＿＿

地址：＿＿＿＿＿＿＿＿＿＿＿＿＿＿＿＿

(本券影印無效)

時報出版 97年7月30日前填妥以上資料，沿虛線剪下，貼明信片或附於信封內，寄回台北市和平西路三段240號4樓
【時報出版編輯部 生機食療小組收】即可參加抽獎。